U0335217

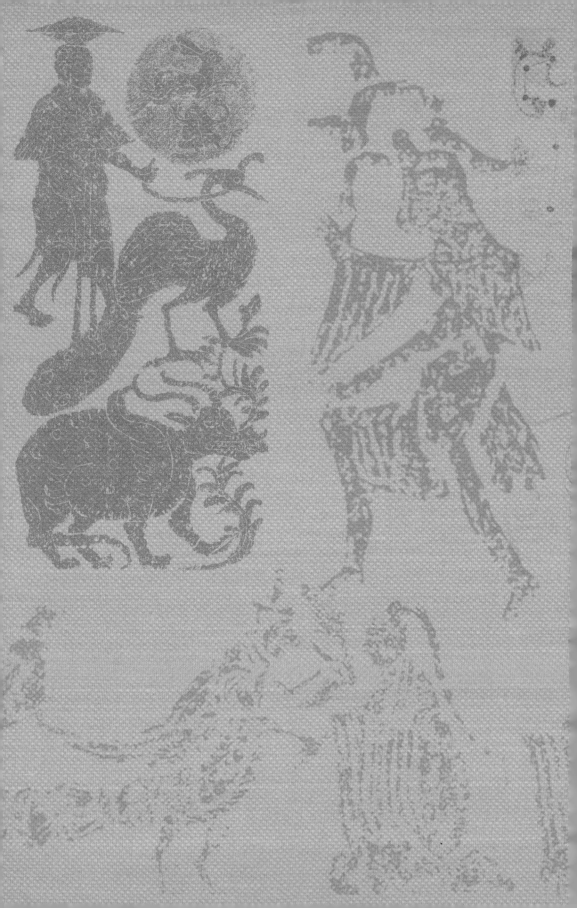

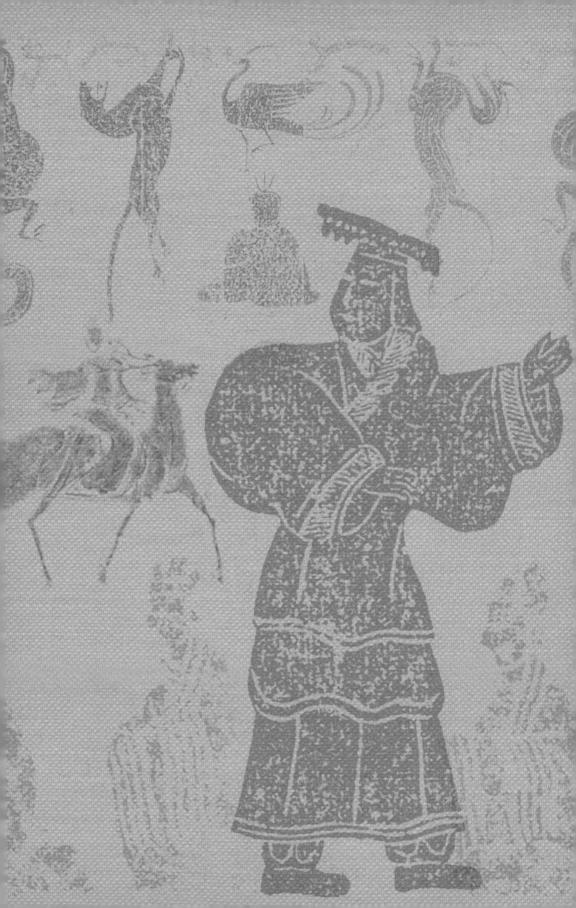

中国古医籍整理丛书

伤寒论证辨

清·郑重光　著

蔡永敏　吴远旭　校注

中国中医药出版社
·北京·

图书在版编目（CIP）数据

伤寒论证辨/（清）郑重光著；蔡永敏，吴远旭校注．—北京：中国中医药出版社，2015.12（2024.8重印）
（中国古医籍整理丛书）
ISBN 978 – 7 – 5132 – 2979 – 1

Ⅰ. ①伤… Ⅱ. ①郑… ②蔡… ③吴… Ⅲ. ①《伤寒论》－研究 Ⅳ. ①R222.29

中国版本图书馆 CIP 数据核字（2015）第 291000 号

中 国 中 医 药 出 版 社 出 版
北京经济技术开发区科创十三街 31 号院二区 8 号楼
邮政编码 100176
传真 010 64405721
北京盛通印刷股份有限公司印刷
各地新华书店经销

＊

开本 710×1000 1/16 印张 9.25 字数 66 千字
2015 年 12 月第 1 版 2024 年 8 月第 2 次印刷
书 号 ISBN 978 – 7 – 5132 – 2979 – 1

＊

定价 28.00 元
网址 www.cptcm.com

前言

中医药古籍是传承中华优秀文化的重要载体，也是中医学传承数千年的知识宝库，凝聚着中华民族特有的精神价值、思维方法、生命理论和医疗经验，不仅对于传承中医学术具有重要的历史价值，更是现代中医药科技创新和学术进步的源头和根基。保护和利用好中医药古籍，是弘扬中国优秀传统文化、传承中医学术的必由之路，事关中医药事业发展全局。

1949 年以来，在政府的大力支持和推动下，开展了系统的中医药古籍整理研究。1958 年，国务院科学规划委员会古籍整理出版规划小组在北京成立，负责指导全国的古籍整理出版工作。1982 年，国务院古籍整理出版规划小组召开全国古籍整理出版规划会议，制定了《古籍整理出版规划（1982—1990）》，卫生部先后下达了两批 200 余种中医古籍整理任务，掀起了中医古籍整理研究的新高潮，对中医文化与学术的弘扬、传承和发展，发挥了极其重要的作用，产生了不可估量的深远影响。

2007 年《国务院办公厅关于进一步加强古籍保护工作的意见》明确提出进一步加强古籍整理、出版和研究利用，以及

"保护为主、抢救第一、合理利用、加强管理"的方针。2009年《国务院关于扶持和促进中医药事业发展的若干意见》指出，要"开展中医药古籍普查登记，建立综合信息数据库和珍贵古籍名录，加强整理、出版、研究和利用"。《中医药创新发展规划纲要（2006—2020）》强调继承与创新并重，推动中医药传承与创新发展。

2003～2010年，国家财政多次立项支持中国中医科学院开展针对性中医药古籍抢救保护工作，在中国中医科学院图书馆设立全国唯一的行业古籍保护中心，影印抢救濒危珍本、孤本中医古籍1640余种；整理发布《中国中医古籍总目》；遴选351种孤本收入《中医古籍孤本大全》影印出版；开展了海外中医古籍目录调研和孤本回归工作，收集了11个国家和2个地区137个图书馆的240余种书目，基本摸清流失海外的中医古籍现状，确定国内失传的中医药古籍共有220种，复制出版海外所藏中医药古籍133种。2010年，国家财政部、国家中医药管理局设立"中医药古籍保护与利用能力建设项目"，资助整理400余种中医药古籍，并着眼于加强中医药古籍保护和研究机构建设，培养中医古籍整理研究的后备人才，全面提高中医药古籍保护与利用能力。

在此，国家中医药管理局成立了中医药古籍保护和利用专家组和项目办公室，专家组负责项目指导、咨询、质量把关，项目办公室负责实施过程的统筹协调。专家组成员对古籍整理研究具有丰富的经验，有的专家从事古籍整理研究长达70余年，深知中医药古籍整理研究的重要性、艰巨性与复杂性，履行职责认真务实。专家组从书目确定、版本选择、点校、注释等各方面，为项目实施提供了强有力的专业指导。老一辈专家的学术水平和智慧，是项目成功的重要保证。项目承担单位山东中医药大学、南京中医药大学、上海中医药大学、福建中医药大学、浙江省中医药研究院、陕西省中医药研究院、河南省中医药研究院、辽宁中医药大学、成都中医药大学及所在省市中医药管理部门精心组织，充分发挥区域间互补协作的优势，并得到承担项目出版工作的中国中医药出版社大力配合，全面推进中医药古籍保护与利用网络体系的构建和人才队伍建设，使一批有志于中医学术传承与古籍整理工作的人才凝聚在一起，研究队伍日益壮大，研究水平不断提高。

本着"抢救、保护、发掘、利用"的理念，该项目重点选择近60年未曾出版的重要古医籍，综合考虑所选古籍的保护价值、学术价值和实用价值。400余种中医药古籍涵盖了医经、基础理论、诊法、伤寒金匮、温病、本草、方书、内科、外科、女科、儿科、伤科、眼科、咽喉口齿、针灸推拿、养生、医案医话医论、医史、临证综合等门类，跨越唐、宋、金元、明以迄清末。全部古籍均按照项目办公室组织完成的行业标准《中医古籍整理规范》及《中医药古籍整理细则》进行整理校注，绝大多数中医药古籍是第一次校注出版，一批孤本、稿本、抄本更是首次整理面世。对一些重要学术问题的研究成果，则集中收录于各书的"校注说明"或"校注后记"中。

"既出书又出人"是本项目追求的目标。近年来，中医药古籍整理工作形势严峻，老一辈逐渐退出，新一代普遍存在整理研究古籍的经验不足、专业思想不坚定等问题，使中医古籍整理面临人才流失严重、青黄不接的局面。通过本项目实施，搭建平台，完善机制，培养队伍，提升能力，经过近5年的建设，锻炼了一批优秀人才，老中青三代齐聚一堂，有效地稳定了研究队伍，为中医药古籍整理工作的开展和中医文化与学术的传承提供必备的知识和人才储备。

本项目的实施与《中国古医籍整理丛书》的出版，对于加强中医药古籍文献研究队伍建设、建立古籍研究平台，提高古籍整理水平均具有积极的推动作用，对弘扬我国优秀传统文化，推进中医药继承创新，进一步发挥中医药服务民众的养生保健与防病治病作用将产生深远影响。

第九届、第十届全国人大常委会副委员长许嘉璐先生，国家卫生计生委副主任、国家中医药管理局局长、中华中医药学会会长王国强先生，我国著名医史文献专家、中国中医科学院马继兴先生在百忙之中为丛书作序，我们深表敬意和感谢。

由于参与校注整理工作的人员较多，水平不一，诸多方面尚未臻完善，希望专家、读者不吝赐教。

国家中医药管理局中医药古籍保护与利用能力建设项目办公室
二〇一四年十二月

许序

"中医"之名立，迄今不逾百年，所以冠以"中"字者，以别于"洋"与"西"也。慎思之，明辨之，斯名之出，无奈耳，或亦时人不甘泯没而特标其犹在之举也。

前此，祖传医术（今世方称为"学"）绵延数千载，救民无数；华夏屡遭时疫，皆仰之以度困厄。中华民族之未如印第安遭染殖民者所携疾病而族灭者，中医之功也。

医兴则国兴，国强则医强。百年运衰，岂但国土肢解，五千年文明亦不得全，非遭泯灭，即蒙冤扭曲。西方医学以其捷便速效，始则为传教之利器，继则以"科学"之冕畅行于中华。中医虽为内外所夹击，斥之为蒙昧，为伪医，然四亿同胞衣食不保，得获西医之益者甚寡，中医犹为人民之所赖。虽然，中国医学日益陵替，乃不可免，势使之然也。呜呼！覆巢之下安有完卵？

嗣后，国家新生，中医旋即得以重振，与西医并举，探寻结合之路。今也，中华诸多文化，自民俗、礼仪、工艺、戏曲、历史、文学，以至伦理、信仰，皆渐复起，中国医学之兴乃属必然。

迄今中医犹为国家医疗系统之辅，城市尤甚。何哉？盖一则西医赖声、光、电技术而于 20 世纪发展极速，中医则难见其进。二则国人惊羡西医之"立竿见影"，遂以为其事事胜于中医。然西医已自觉将入绝境：其若干医法正负效应相若，甚或负远逾于正；研究医理者，渐知人乃一整体，心、身非如中世纪所认定为二对立物，且人体亦非宇宙之中心，仅为其一小单位，与宇宙万象万物息息相关。认识至此，其已向中国医学之理念"靠拢"矣，虽彼未必知中国医学何如也。唯其不知中国医理何如，纯由其实践而有所悟，益以证中国之认识人体不为伪，亦不为玄虚。然国人知此趋向者，几人？

国医欲再现宋明清高峰，成国中主流医学，则一须继承，一须创新。继承则必深研原典，激清汰浊，复吸纳西医及我藏、蒙、维、回、苗、彝诸民族医术之精华；创新之道，在于今之科技，既用其器，亦参照其道，反思己之医理，审问之，笃行之，深化之，普及之，于普及中认知人体及环境古今之异，以建成当代国医理论。欲达于斯境，或需百年欤？予恐西医既已醒悟，若加力吸收中医精粹，促中医西医深度结合，形成 21 世纪之新医学，届时"制高点"将在何方？国人于此转折之机，能不忧虑而奋力乎？

予所谓深研之原典，非指一二习见之书、千古权威之作；就医界整体言之，所传所承自应为医籍之全部。盖后世名医所著，乃其秉诸前人所述，总结终生行医用药经验所得，自当已成今世、后世之要籍。

盛世修典，信然。盖典籍得修，方可言传言承。虽前此 50 余载已启医籍整理、出版之役，惜旋即中辍。阅 20 载再兴整理、出版之潮，世所罕见之要籍千余部陆续问世，洋洋大观。

今复有"中医药古籍保护与利用能力建设"之工程，集九省市专家，历经五载，董理出版自唐迄清医籍，都 400 余种，凡中医之基础医理、伤寒、温病及各科诊治、医案医话、推拿本草，俱涵盖之。

噫！璐既知此，能不胜其悦乎？汇集刻印医籍，自古有之，然孰与今世之盛且精也！自今而后，中国医家及患者，得览斯典，当于前人益敬而畏之矣。中华民族之屡经灾难而益蕃，乃至未来之永续，端赖之也，自今以往岂可不后出转精乎？典籍既蜂出矣，余则有望于来者。

谨序。

第九届、十届全国人大常委会副委员长

许嘉璐

二〇一四年冬

王 序

中医学是中华民族在长期生产生活实践中，在与疾病作斗争中逐步形成并不断丰富发展的医学科学，是中国古代科学的瑰宝，为中华民族的繁衍昌盛作出了巨大贡献，对世界文明进步产生了积极影响。时至今日，中医学作为我国医学的特色和重要医药卫生资源，与西医学相互补充、相互促进、协调发展，共同担负着维护和促进人民健康的任务，已成为我国医药卫生事业的重要特征和显著优势。

中医药古籍在存世的中华古籍中占有相当重要的比重，不仅是中医学术传承数千年最为重要的知识载体，也是中医为中华民族繁衍昌盛发挥重要作用的历史见证。中医药典籍不仅承载着中医的学术经验，而且蕴含着中华民族优秀的思想文化，凝聚着中华民族的聪明智慧，是祖先留给我们的宝贵物质财富和精神财富。加强对中医药古籍的保护与利用，既是中医学发展的需要，也是传承中华文化的迫切要求，更是历史赋予我们的责任。

2010 年，国家中医药管理局启动了中医药古籍保护与利用能力建设项目。这既是传承中医药的重要工程，也是弘扬优秀民族文化的重要举措，不仅能够全面推进中医药的有效继承和创新发展，为维护人民健康作出贡献，也能够彰显中华民族的璀璨文化，为实现中华民族伟大复兴的中国梦作出贡献。

相信这项工作一定能造福当今，嘉惠后世，福泽绵长。

国家卫生和计划生育委员会副主任

国家中医药管理局局长

中华中医药学会会长

王国强

二〇一四年十二月

马序

　　新中国成立以来，党和国家高度重视中医药事业发展，重视古籍的保护、整理和研究工作。自 1958 年始，国务院先后成立了三届古籍整理出版规划小组，分别由齐燕铭、李一氓、匡亚明担任组长，主持制定了《整理和出版古籍十年规划（1962—1972）》《古籍整理出版规划（1982—1990）》《中国古籍整理出版十年规划和"八五"计划（1991—2000）》等，而第三次规划中医药古籍整理即纳入其中。1982 年 9 月，卫生部下发《1982—1990 年中医古籍整理出版规划》，1983 年 1 月，中医古籍整理出版办公室正式成立，保证了中医古籍整理出版规划的实施。2002 年 2 月，《国家古籍整理出版"十五"（2001—2005）重点规划》经新闻出版署和全国古籍整理出版规划领导小组批准，颁布实施。其后，又陆续制定了国家古籍整理出版"十一五"和"十二五"重点规划。国家财政多次立项支持中国中医科学院开展针对性中医药古籍抢救保护工作，文化部在中国中医科学院图书馆专门设立全国唯一的行业古籍保护中心，国家先后投入中医药古籍保护专项经费超过 3000 万元，影印抢救濒危珍、善、孤本中医古籍 1640 余种，开展了海外中医古籍目录调研和孤本回归工作。2010 年，国家财政部、国家中医药管理局安排国家公共卫生专项资金，设立了"中医药古籍保护与利用能力建设项目"，这是继 1982～1986 年第一批、第二批重要中医药古籍整理之后的又一次大规模古籍整理工程，重点整理新中国成立后未曾出版的重要古籍，目标是形成并普及规范的通行本、传世本。

为保证项目的顺利实施，项目组特别成立了专家组，承担咨询和技术指导，以及古籍出版之前的审定工作。专家组中的许多成员虽逾古稀之年，但老骥伏枥，孜孜不倦，不仅对项目进行宏观指导和质量把关，更重要的是通过古籍整理，以老带新，言传身教，培养一批中医药古籍整理研究的后备人才，促进了中医药古籍保护和研究机构建设，全面提升了我国中医药古籍保护与利用能力。

作为项目组顾问之一，我深感中医药古籍保护、抢救与整理工作的重要性和紧迫性，也深知传承中医药古籍整理经验任重而道远。令人欣慰的是，在项目实施过程中，我看到了老中青三代的紧密衔接，看到了大家的坚持和努力，看到了年轻一代的成长。相信中医药古籍整理工作的将来会越来越好，中医药学的发展会越来越好。

欣喜之余，以是为序。

中国中医科学院研究员

马继兴

二〇一四年十二月

校注说明

　　《伤寒论证辨》系清代新安医家郑重光所著。该书汇集了历代伤寒名家的理论与经验，为医者研习伤寒的参考书之一，在清代伤寒著作中有一定代表性。

　　作者郑重光，字在辛，号素圃，晚号完夫。安徽歙县人。生于明崇祯十一年（1638），卒于康熙五十五年（1716）。明末清初医家。康熙元年（1662）郑父病重，重光久侍汤药，后亦患病。其叹时医之术不精，遂博览《内经》以下诸医书，彻悟医理，治病有奇效。临证详慎周密，于伤寒、温病尤多发明。尝取明·方有执《伤寒论条辨》，删其繁复，增入清代喻昌、张璐、程郊倩诸家之说，附以己见，撰《伤寒论条辨续注》十二卷以补方氏之未备。又撰《伤寒论证辨》二卷，就证分经，按证编排，将《伤寒论》与中医辨证论治思想结合起来，不但对后来伤寒学的发展起了一定的促进作用，也为后世研究中医古籍提供了新的思路。此外，郑氏尚对清·柯琴所撰《伤寒论翼》进行参校，对明·吴有性所撰《温疫论》进行补注，分别校注而成《伤寒论翼》两卷和《温疫论补注》两卷；晚年又集其临证所得撰成《素圃医案》四卷。以上五书合称《郑素圃医书五种》。

　　《伤寒论证辨》成书后传世较少，现仅有康熙年间本存世。本次整理以清康熙五十一年（1712）许华生刻本为底本，以明万历二十七年（1599）赵开美校刻《仲景全书》中《伤寒论》《金匮要略方论》（简称《金匮要略》）及明步月楼刻本《伤寒六书》等为他校本进行校注。

　　此次校注的原则、体例及方法为：

1. 采用现代标点方法，对底本进行重新标点。

2. 凡底本中繁体字、异体字、俗写字、古今字，径改为规范简体字。

3. 凡底本中字形属一般笔画之误，如属"日""曰"混淆，"己""已""巳"不分者，予以径改，不出校记。

4. 底本中通假字一般予以保留，出注说明。

5. 因竖排改横排，原"右""左"现为"上""下"之义者，径改为"上""下"。

6. 底本中凡是"藏""府"等字义为"脏""腑"时，径改之。

7. 对于方剂剂型"丸"，底本有时用"圆"，且作者在书末有"圆者，大丸如弹，煮化连滓服也；丸者，小丸如豆，用吞以达下也"的说明，为保持作者原意，未做改动。

8. 底本中表舌苔之义时"苔"和"胎"并存，对此以"苔"律齐，不再出校。

9. 底本中出现的不规范药名，如"牛旁""芎䓖""黄檗""黄蘗""白芨""萎蕤""栝蒌""卫茅""连轺"等一律以规范名"牛蒡""川芎""黄柏""白及""葳蕤""瓜蒌""卫矛""连翘"等律齐，不出校记。

10. 凡疑难字词在首见处予以注释。

11. 底本目录原在每卷之首，今一并置于正文之前，并据正文重新整理排序。

12. 对难字、生僻字词加以简注。

13. 底本所引诸家典籍，多有删节，与原书比较不失原意者，不出校记，以保持本书原貌。

14. 底本卷上原有"古歙郑重光在辛甫编辑，男郑钟蔚又文甫较阅，同里许华生西岑甫授梓"三行文字，此次校注予以删除。

叙

　　郑素圃先生以医名世几五十年，远近公卿大夫延领恐后，国中讬命者奔走阗咽①其门，日不暇给。所诊治，见病知源，不淆疑似。以故知人死生，无或失之。广陵巨室，病不一医，医不一论，先生有定见，排群议，不少阿②。刀圭所投，往往获奇效，异议者咸敛手服用。是名益高，道益广，先生益苦博济不暇。云年近八旬，丰神矍铄，视听不衰，卜宅蔖江③之滨为退休地，谢绝酬应，一二素心密契④外，罕如所请。谓安有八十老人犹忘躯狥物⑤无少休者，缘督葆真之谓何？暇则扃户著书，取生平所得力于仲景者，原文以经之，裁断以纬之，又会通前哲，辨晰详尽，删芜去驳，汇成卷册，以诏后之学者。

　　盖病之剧，莫剧于伤寒；治病之难，亦莫难于伤寒。表里寒热，脉证传变，莫殚厥蕴⑥，呼吸间生人即化为异物，必伤寒明而神明，以尽其用，庶几不致轻人之死生而一诿诸于其命。故先是有《伤寒论条辨续注》若干卷，《温疫论补注》若干卷，乔

---

　　① 阗（tián 填）咽：堵塞，拥挤。

　　② 少阿（ē）：少，稍微。阿，迎合。

　　③ 蔖江：地名，即今江苏省仪征市。仪征本为南唐时的迎銮镇，故又称蔖江。

　　④ 素心密契：知心好友。

　　⑤ 狥物：迎合物议，迎合他人。

　　⑥ 莫殚厥蕴：奥妙无穷。莫殚，不尽，无穷；厥，代词，其；蕴，内涵。

姑岳世臣诸公为之梓。旋有《医案》若干卷，家君偕同志序而梓之。今《伤寒论证辨》一书，小子不揣，欲敬为先生襄①其役。

余家与先生里巷相接，先生既屏谢一切，不时枉过。忆戊子冬，先生视余色曰，子病矣。余弗觉也。明日语如前，且曰，弗药病且深。时家君人事旁午②，余亦惮于瞑眩③，唯唯而已。先生忧之甚，归谕门者曰，许使相招，虽深夜必以闻。先生秉烛坐，久之不至，甫就枕，闻风击户声，遽④惊起，盖先生之笃念余也至矣！越明日，病果大作，昏愦不知人，绝去者再，急告先生，先生至，家君彷徨曰："孺子不蚤⑤听长者言，今奈何?"先生察脉曰："幸，勿忧，然稍稍舛误即弗治。"遂坐卧榻前而药之，凡数日乃已，真不啻夺予于夜台⑥而复起也。于是家君具金币为先生寿，先生曰："蚤从事焉，不至此。予岂图利之哉?"坚却勿受。后己丑复病，庚寅又大病，皆先生活余。顾余以病得亲先生，又以善病得并窃观先生所著书，而深钦先生操术之不苟也。《条辨》未已也，又详《证辨》，谓《条辨》分经立法，而《证辨》就证分经。不精《条辨》，不知生人脏腑血脉之故，不得形证所由来；不详《证辨》，不能因证辨经而不迷于所治，既因端以见委，复即流而穷源。人第⑦知先生数十年来声望赫然，洞

---

① 襄：完成，相助而成。
② 旁午：交错；纷繁。
③ 瞑眩：原指服药之后症状加重的反应。此处借指服药。
④ 遽（jù 剧）：急，仓促。
⑤ 蚤：通"早"。
⑥ 夜台：坟墓，亦借指阴间。
⑦ 第：仅仅。

察死生，不淆群议，亦知先生之于证，分更分漏①辨之，不遗余力有如此哉。先生洵仲景之功臣，而永寿生民于后世者，其功为莫可纪极矣。书成不可无序，余间考何休②、杜预③之传经，马迁、班固之作史，以至刘向④叙录诸书，悉皆自序，即仲景原书序亦自撰，后之籍手他人则自皇甫谧之序《三都》⑤始。念小子懵然无知，能病而已，文何有焉？其敢序先生之书乎哉。惟幸赖先生嘘枯起瘠⑥，恨不能从事于此，或稍稍谨疾以无贻父母忧，皆沐先生之泽也。用是忘其固陋，凭臆而识之，以漫附于不朽。禀命家君，家君欣然，趣⑦余亟成之。至书之津梁⑧后学，详先生自序中，余其敢序先生之书乎哉？

康熙壬辰秋八月朔⑨同里晚学许华西岑氏拜撰

---

① 漏：即漏壶，古代计时器。铜制有孔，可以滴水或漏沙，有刻度标志以计时间。

② 何休：字邵公，任城樊（今山东滋阳）人。东汉时期今文经学家。撰《春秋公羊传解诂》等书。

③ 杜预：字元凯，京兆杜陵（今陕西西安东南）人。西晋时期著名的政治家、军事家和学者，撰有《春秋左氏经传集解》等。

④ 刘向：字子政，彭城（今江苏徐州）人。西汉经学家、目录学家、文学家。撰有《楚辞》《别录》等。

⑤ 《三都》：指晋朝文学家左思的名著《三都赋》。

⑥ 嘘枯起瘠：比喻拯绝扶危。

⑦ 趣（cù 促）：督促、催促。

⑧ 津梁：引申为接引，引导。津，渡口；梁，桥梁。

⑨ 朔：月初。

自 序

乙酉之役，余尝续注仲景《伤寒论条辨》。夫仲景于医是为先圣，后来贤哲，卒未易入其堂奥。顾①余不惭谫陋②，僭③为续注，庶几④略窥藩篱，何敢谓测其津涯⑤？夫独念伤寒之为病，关系民命，生死呼吸，诚重之也，诚慎之也。年来耄衰，倦于勤，一二素相崇信心知外，无所酬应。而许子西岑，乃复有《证辨》之请，甚矣，君之用心之仁也！

伤寒之证之辨，莫悬绝于表里寒热，乃一病而更数医，则或攻，或发，或议辛温，或主苦寒，不消详形证所宜，而哗于议药操论，固人人殊焉。夫阴阳寒热，非两在也，临病之家非专工也，就令采择两端，已只幸其半得，况或调停偏党，舛误迁延，其夭枉可胜言哉？夫肱且九折，临治验证了于指掌，可以无争，即有一二妄议，而形证之大，较了然别白，亦可以从违得当，而多所全活。

然则伤寒之证之辨，盖不可以已也。仲景原文有法有方，语其精则微言奥义，语其至则大法宏纲，使学者沉潜反覆，原始要终，参互考验，研精其不传之意，而神而明之，以尽其用。且不独可以治伤寒，而以治伤寒，自万举万当。然而因证检书，

---

① 顾：表转折语气。
② 谫（jiǎn 简）陋：浅薄之意。
③ 僭（jiàn 件）：超越本分，古代指地位在下的冒用在上的名义或礼仪、器物，自谦之语。
④ 庶几：或许可以，表示希望和推测。
⑤ 津涯：范围，边际，这里指规律。

仓卒求治者弗便也。盖原文分经立法，则形证互隐于六经之中。而《证辨》就证分经，则病情各详于本证之内。治伤寒先治六经，则原生人脏腑血脉之故，而得形证所由来，固已见微知著，而精于证辨亦庶几乎。因证辨经，而不迷于所治。前辈李氏士材①，旧有成书，然名曰《括要》，约而不详，虽采录仲景经文，概有节略。至于他家，或沓冗挂漏，或不守仲景成法。夫沓复浩繁，则不便于检阅，支离偏驳，不遵伤寒成法，则祸当世而戕生命；而遗失缺误，则亦不适于用，皆有所不可者。今余所辑，悉采李氏所编，至各证，引用仲景书，备录原文，不敢妄肆割截，而更博采晋、唐、宋、元近代诸前哲分见错出之条，以补其未备。正行大字皆属原文，双行小注有间附裁断者，要皆会通诸家，不敢臆说，汇证标目，冀便检者。各证条下，分经辨治，括证务详，辨治务晰。方汇后卷，使夫士大夫家藏一编，可以临治辨证，较若列眉②，不致汩③于众说，失所从违。而穷乡僻壤之中，有目不见仲景书者，亦可以按证检方，恰合仲景成法，多所全活。

　　始事于庚寅季秋，卒业于辛卯孟冬。非捷也，一朝而发之，则其平生之所沉浸包孕，固已久矣。抑余所谓先治六经，却详证辨者也，故尤便也。编既成，许子西岑读而善之，曰："是能生夫死人"。夫扁鹊有言，鹊非能生死人也，特使夫当生者活耳，而况愚哉？抑伤寒者余所慎重，君之志行是书也，使夫学

---

　　① 李氏士材：指李中梓，明代医家，字士才，号念莪。撰《内经知要》《医宗必读》《伤寒括要》等书。

　　② 列眉：两眉对列，谓真切无疑。

　　③ 汩（gǔ 古）：形迹、印象等消灭，磨灭。

者由余所辑，以溯仲景之门墙，而登其堂，而哜①其脔②，而推其余泽以寿斯世，其诸实徼③君之赐也夫。

康熙五十年岁次辛卯仲冬月新安素圃老人郑重光在辛甫识

---

① 哜（jì 济）：尝也。
② 脔（luán 峦）：切成小块的肉。
③ 徼（jiǎo 角）：求取，希求。

目 录

卷 上

伤寒大法

经曰，冬令严寒，万类闭藏，君子固密，则不伤于寒，故触冒之者乃名伤寒耳。然三时暴寒所伤，不必尽属隆冬，以证脉显见如经，亦得以伤寒治之，但不似严冬必须麻黄汤也。其传经治法与冬时不异，若冬时反有非节之暖，乃春令未至而至，感之即病曰冬温，治法与伤寒各异。盖寒则气收，温则气泄，二气本相反也。其冬受寒邪，此时不病，至春分后而发，名曰温病。经曰，藏于精者，春不病温；夏至后发，名曰热病。经曰，人之伤于寒者则为病热，热虽甚不死，若两感于寒者，则不免于死矣。以冬寒伏久，郁而为热，感天地温热之气触机而发。仲景云：太阳病，发热而渴，不恶寒者为温病。明其伏邪自内而发诸外也，最忌辛温发汗，当随其经之见证而治之。伤寒大法有二：曰传经，曰专经；曰即病，曰郁病。夫即病者多为专经，郁病者多为传经。盖寒邪之中人，本无定体，或中于阳，或中于阴，或但中于太阳未及作热而即发，首尾只在本经而不传者，治宜麻黄、桂枝驱散表邪而愈；或有从太阳未及郁热，不从阳明、少阳过而直伤于三阴之经而即病者，以其未曾郁热，是以称为三阴无大热，脉沉迟，古方名曰中寒者是也，治以四逆、真武温中通脉而愈。若夫始自太阳郁热，以次而传至阳明、少阳传变于三阴之经者，则为传经，热证矣。时行者乃感天地之疠气，其所客不在脏腑、经络，乃在表里之间，混合三焦，从中而发，最忌发表，直待邪气出表，方得汗而愈。分证治法详辨于后。

辨伤寒传变

原夫伤寒，寒邪自外入内而伤之，乃自表传里，先入皮肤、肌肉，次入筋骨、脏腑。因太阳为寒水之经，与寒同气，故风寒初入，先犯此经，所以始自太阳，次传阳明，谓之循经传，六日传至厥阴而愈。或有传至二三经而止者。或太阳传少阳，谓之越经传。或有始终止在一经者。或太阳传太阴，谓之误下传。或太阳传少阴，谓之表里传。或太阳传厥阴，谓之首尾传。或三阳经一齐合病者，或二阳经先后并病者，或在太阳不作郁热便入少阴而成寒证者，或直中阴经而成阴证者，或伤生冷而为内伤寒者。

盖伤寒传经，自表入里，由浅渐深。六经传遍，无再传之理。太阳为三阳最在外，阳明为二阳，在太阳内，少阳为一阳，在阳明内，此三阳为表也。太阴为三阴，在少阳内，少阴为二阴，在太阴内，厥阴为一阴，在少阴内，此三阴为里也。大抵传至厥阴，传经已尽，不复再传。成氏①云，六日厥阴为传经尽，七日当愈。七日不愈者，再自太阳传至十二日，复至厥阴为传经尽，十三日不愈者，谓之过经。此论不合经旨。马仲化②曰，自太阳至厥阴，犹人自户外而升堂而入室也。若厥阴复出而传太阳，奈外有少阴太阴少阳阳明以隔之。岂有遽出而传太阳之理乎？即三阴病回阳转出三阳，乃出本经之腑，皆邪气将衰、正气得复之候，断无厥阴复传太阳之理。

---

① 成氏：指成无己，金代医家。撰《注解伤寒论》《伤寒明理论》等书。

② 马仲化：即马莳，明代医家，字仲化，又字玄台。撰《黄帝内经素问注证发微》《黄帝内经灵枢注证发微》等书。

过经者，行其经尽之期也。如太阳受病于一日至七日，为行太阳经尽；阳明受病于二日至八日自愈者，行阳明经尽也，则诸经皆可屈指而期。至四、五、六日，三阴受病，次第至十二日行厥阴经尽也。故经曰，过十三日以上，不问尺寸，陷者危。乃六经以次受病皆以七日为期。故经曰，七日，太阳病衰，头痛少愈；八日，阳明病衰，身热少歇；九日，少阳病衰，耳聋微闻；十日，太阴病衰，腹减如故，则思饮食；十一日，少阴病衰，舌干，已而嚏；十二日，厥阴病衰，囊纵，少腹微下。大气皆去，精神爽慧也。何尝有再传经尽，谓之过经之旨哉。

伤寒传变，因此经本虚，邪即传之，原无定例，但见太阳证直攻太阳，如见少阴证直攻少阴。日数虽多，但见表证脉浮者，犹宜汗之。日数虽少，但见里证脉沉者，亦宜下之。若表里证皆无，此属半表半里，禁汗、禁下、禁吐，但当和之。若过经不解，名为坏病，宜审前治，知犯何逆，以法治之。若日久不愈，脉虚，神困者，便当补之，勿执伤寒无补法也。若传入三阴变为虚寒者，急宜温之。仲景立法甚严，曰可温，曰可下，曰少与，曰急下，与夫先温其里，乃攻其表；先解其表，乃攻其里。此活法也。今之治伤寒者。一二日，不察阴阳表里，便尔汗之。三四日，不审在经在腑，便用和之。五六日，不问在表在里，便竟下之，殊不知表里阴阳，伤寒大关，投治稍差，变生瞬息，可不慎诸。

辨伤寒十六证①

伤寒者，寒伤营血，脉浮而紧，头痛发热，无汗恶寒。

① 十六证：此下实为十四证及痉病的两种类型。

伤风者，风伤卫气，脉浮而缓，头痛发热，有汗恶风。

伤寒见风者，既伤于寒，复感风邪，恶寒不躁，其脉浮缓。

伤风见寒者，既伤于风，复感寒邪，恶风烦躁，其脉浮紧。以上四证皆冬月即病者。

温病者，冬受寒邪，交春乃发，发热头痛，不恶寒而渴，脉浮数。

温疟者，冬受寒邪，复感春寒，脉阴阳俱盛，证则寒热往来。

风温者，冬受寒邪，复感春风，头痛身热，自汗身重，默默欲眠，语涩鼻鼾，四肢不收，尺寸俱浮。又发汗后，身犹灼热者，亦曰风温。

温毒者，冬受寒邪，春有非时之热，复感其邪，或有发斑者。

热病者，冬伤于寒，至夏乃发，头痛，身热不恶寒，脉洪盛。以上五证，冬伤于寒，病发于春夏，故皆有温热之名也。

温疫者，感受四时不正之气，不因受寒，病从中发，无恶寒表证，乃时行疫疠也。

伤暑者，暑邪伤气，自汗烦躁，身热脉虚。

伤湿者，感受湿邪，身重而痛，自汗热微，两足逆冷，四肢沉重，胸腹满闷。

风湿者，既受湿气，复感风邪，肢体重痛，额汗，脉浮。

痉病者，身热足寒，头项强急，面红目赤，口噤头摇，角弓反张。若先受风邪，复感于寒，无汗恶寒为刚痉；先受风邪，复感于湿，恶风有汗为柔痉。仰面而卧，开口，为阳；合面而卧，闭目，为阴。浮紧，口渴，属阳；沉细，口和，为阴。

辨类伤寒六证

一曰痰饮，停痰留饮，自汗胸满，发寒发热，但头不痛，项不强，与伤寒异。

二曰食积，胸腹满闷，发热头痛，但身不痛，气口脉盛，与伤寒异。

三曰虚烦，气血俱虚，烦躁发热，但身不痛，头不痛，不大恶寒，脉不浮紧，与伤寒异。

四曰脚气，足受寒湿，头痛身热，肢节作痛，便闭呕逆，但脚肿痛，或红或冷，与伤寒异。

五曰瘀血，跌扑损伤，胸胁腹痛，手不可近，但头不痛，脉不浮紧，与伤寒异。

六曰内痈，发热恶寒，胸痛而咳，浊唾腥痰，右寸脉数大，为肺痈；胃脘大痛，人迎脉盛，艰于食饮，为胃痈；胁肋内痛，寒热交作，为胁痈；少腹重痛，便数如淋，皮肤甲错，腹皮肿急，脉滑而数，为肠痈。但无头痛项强，与伤寒异。

辨内伤外感

内伤外感，颇相疑混，误治天渊①，极当详辨。外感则人迎脉大于气口，内伤则气口大于人迎。外感则寒热齐作而无间，内伤则寒热间作而不齐。外感恶寒，虽近烈火而不除；内伤恶寒，就温暖而即解。外感恶风，乃恶一切风寒；内伤恶风，惟恶些小贼风。外感证显在鼻，故鼻塞不利，而壅盛气粗；内伤证显在口，故口不知味，而腹中不和。外感邪气有余，故发言壮厉，先轻后重；内伤元气不足，故出言懒怯，先重后轻。外感头痛，常常而痛；内伤头痛，时痛时止。外感手背热，手心不热；内伤手心热，手背不热。若内外相兼而病者，尤当细辨：

---

① 天渊：天渊之别的省略语，形容差别很大。

以内证多者，是内伤重于外感，补益为先；外证多者，是外感重于内伤，解散为急。此东垣未发之旨也。

辨伤寒阴阳寒热

夫伤寒治法，无出于表里虚实阴阳寒热八者。若能辨明八者，则三百九十七法可得一定于胸中。何以言之？有表虚表实，有里实里虚，有表里俱实，有表里俱虚，有表寒里热，有表热里寒，有表里俱寒，有表里俱热，有阴证，有阳证，所治不同，要明辨而治。其表实者，脉浮紧，头痛，发热，恶寒，身痛而无汗也，治宜发表。表虚者，脉浮缓，头痛，发热，恶寒，身痛而有汗也，治宜解肌。其里实者，腹中硬满或痛，潮热谵语，作渴，便秘，脉实有力，治宜下之。里虚者，腹鸣、自利、吐呕等证，有里寒里热不同，当于自利、呕吐证内分别治之。如表里俱实者，内外皆热，脉数有力而无汗，轻则大柴胡汤，重则三黄石膏汤，通解表里。若燥热，饮水，脉洪数有力者，人参白虎汤。大便不通者，承气汤下之。半表半里者，宜和解之，小柴胡汤是也。如表里俱虚，自汗自利而呕吐，内外皆虚，脉必浮细无力，宜温补之。如表寒里热者，身寒厥冷，脉沉滑数而有力，口燥舌干而渴，此热极反兼水化，经之亢害①证也，轻则四逆散、白虎汤，重则承气汤下之。如里寒表热者，外发热而里下利，身痛面赤，烦躁，脉沉细，足冷，此里寒逼阳于外，宜茯苓四逆汤、理中汤，温补之。若阳证发热，脉必洪数有力，当清当下。阴证发热，脉必沉细无力，当温当补。更有阴盛格阳，反发热、烦躁、渴欲冷饮，复不多饮，脉更洪大，

---

① 亢害：五行某一行偏亢，则失去平衡而为害。

伤寒论证辨

六

按之无力，豁然而散，此虚阳伏阴，须四逆汤加人参急救，误用白虎，必寒战而死，须明辨之。

张会卿①曰：伤寒纲领，惟阴阳为最。此而有误，必致伤人。然有纯阳证，有纯阴证，须认定而分治之。又有阴阳相半证，如寒之则阴胜，热之即阳胜，或今日见阴，而明日见阳者有之，或今日见阳，而明日见阴者亦有之。其在常人最多此证，盘珠胶柱，惟明哲者能辨之，然以阴变阳者多吉，以阳变阴者多凶，又不可不察。

辨伤寒虚实

张会卿曰：伤寒生死之机，全在虚实二字。夫邪之所凑，其气必虚，故伤寒多系乘虚而入。医者不察虚实，但见伤寒则曰伤寒无补法，任意攻邪。殊不知可攻而愈者，原非虚证。正既不虚，邪自不能害之，及其经尽气复，自然病退。此实邪无虑也。惟挟虚伤寒，最为可畏。若不知固本御侮之策，而肆意攻邪，但攻孤注，凡攻剂未有不先入胃然后达于经，邪气未受攻而胃气先被伤矣。元气既虚，邪必深入。虚而更攻，不死何待？是以患伤寒而死者，必由元气之先败，此则举世之通弊也，须当鉴之。

辨太阳病脉似少阴，少阴脉病似太阳 厥阴头疼附

肾属寒水，主令在冬，《内经》以为闭蛰封藏之本。若以欲耗其精，不能封藏固密，致太阳疏豁，寒邪易侵。乃太阳证脉

① 张会卿：即张介宾，明代医家，字景岳，又字会卿。撰《类经》《景岳全书》等书。

似少阴，少阴脉证似太阳，虽曰相似，治法不同。以其有头痛身痛，故曰太阳病。阳证当脉浮，今反不浮而沉，里气虚寒也，以身体疼，急当救里，使正气内强，逼邪出外，用四逆汤，干姜、生附汗出而解。若里气不虚，脉必浮，正属麻黄汤证矣。脉沉发热同也，以其无头疼，故名少阴病。阴病当不热，今反发热，以寒邪犹在表，未全入于里，但皮肤郁闭而为热，用麻黄附子细辛汤：麻黄发在表之热，附子温少阴之经。假使寒邪在里，则外必无热，当见吐利、厥逆等证，正属少阴四逆证矣。盖少阴表邪浮浅，发热反为轻，太阳正气衰微，脉沉反为重。熟附配麻黄，发中有补，生附配干姜，补中有发，仲景之旨微①矣。

厥阴经证亦有头疼，以厥阴之脉上巅顶与督脉会，故有头疼上至巅顶及头角，其脉沉弦而细，手足厥冷，此为厥阴经病，当归四逆汤。若在里即干呕、吐涎沫而头痛，吴茱萸汤证也。勿以阳经多发热，阴证少头痛，从俗而治之。

辨阳厥阴厥

阳厥者，初得病，身热头疼，以后传入三阴，大便闭，小便赤，谵渴躁乱。见诸热证而发厥者，因热极反兼胜己之化②。热微厥亦微，宜四逆散；热深厥亦深，宜承气汤。

阴厥者，初得病，无身热头痛，即面寒肢冷，引衣踡卧。见诸寒证而发厥者，轻则理中汤，重则四逆汤。二厥之脉皆沉，阴厥沉迟而弱，指头常冷；阳厥脉沉而滑，指头常温。

---

① 微：深奥，精妙。
② 胜己之化：即五行中所不胜的那一行。例如"火"的胜己之化是"水"，"水"的胜己之化是"土"。化，五行中某一行所具备的特性，特点。

辨从证不从脉

脉浮为表，治宜汗之。若脉浮大，心下硬，有热，属脏者，攻之，不令发汗。脉沉为里，治宜下之。若少阴病，始得之，反发热，脉沉者，麻黄附子细辛汤微汗之。脉促为阳，治宜清之。若脉促而厥冷，灸之不温，此又非促为阳盛之论矣。此亡阳证也。

脉迟为寒，治宜温之。若阳明脉迟，不恶寒，身体濈濈汗出，用大承气下之，此又非迟为阴寒之论矣。四者皆从证不从脉也。

辨从脉不从证

表证宜汗，此其常也，然发热头痛，脉反沉，身体痛，当救其里，用四逆汤。

里证宜下，此其常也，日晡发热属阳明，脉浮者宜汗，用桂枝汤。

结胸证具，宜陷胸汤下之，然脉浮大者不可下，下之死，当治其表。身疼痛者，宜桂枝、麻黄解之，然尺中迟者不可汗，营血不足故也，当调其营。四者皆从脉不从证也。

辨伤寒脉浮可下脉沉可汗

节庵①：夫脉浮当汗，脉沉当下，固其然也。然其脉浮，亦有可下者，谓邪热入腑，心下硬，有热，属脏者，攻之，不

---

① 节庵：指陶华，明代医家，字尚文，号节庵。撰《陶氏伤寒六书》《伤寒全书》《伤寒直格标本论》等书。

令发汗，为大便难也。假若大便不难，岂敢下乎？脉虽沉，亦有可汗者，谓少阴病始得之，反发热，脉沉者，因身有热也，假若身不热，岂敢汗乎？此所谓从证不从脉也。

辨身热恶寒身寒恶热

论①：身大热，反欲得近衣者，热在皮肤，寒在骨髓也；身大寒，反不欲近衣者，寒在皮肤，热在骨髓也。

朱丹溪曰：大热当喜冷，反欲得衣者，表气虚不足以自温，其人阴弱，阳无所附，飞越而出，发为大热，宜作阴虚治之。大寒反不欲衣者，邪郁肤腠，表气大实，宜作邪郁治之。

赵嗣真②云：虚弱素寒之人，感邪发热，热邪浮浅，不胜沉寒，故外怯而欲衣也，治宜辛温。壮盛素热之人，感邪之初，寒未变热，阴邪闭其伏热，阴凝于外，热郁于内，故内烦而不欲衣也，治宜辛凉。

二说虽殊，各有至理，学者当因证察之。

辨表热里寒表寒里热

论：伤寒脉浮滑，此表有寒，里有热，白虎汤。少阴下利清谷，里寒外热，手足厥逆，脉微，反不恶寒，面赤，或腹痛，或呕，或咽痛，或利止脉不出，通脉四逆汤。既吐且利，小便复利，大汗出，下利清谷，内寒外热，脉微，四逆汤。下利清谷，里寒外热，汗出而厥，通脉四逆汤。脉浮而迟，表热里寒，下利清谷，四逆汤。

---

① 论：指《伤寒论》。
② 赵嗣真：元末明初医家。撰《活人释疑》等书。

辨热多寒少

论：太阳病，发热恶寒，热多寒少，脉微弱者，无阳也，不可汗，桂枝二越婢一汤。太阳病，七八日，如疟状，发热恶寒，热多寒少，不呕，清便①欲自可，一日二三度发，脉微缓，为欲愈。脉微恶寒，此阴阳俱虚，不可汗吐下也。面色反热者，未欲解也，以其不得小汗出，身必痒，桂枝麻黄各半汤。

河间②：仲景一书，只有热多寒少之条，无寒多热少之证。又云：不烦躁，手足厥逆，为伤寒；脉反浮缓，为伤风。大青龙汤或云各半汤③。

辨伤寒误认证名

非时感冒，误作伤寒。非时者，四时感冒。伤寒者，冬受严寒。直中阴经，误作传经热证。传经者，里热；直中者，里寒。夹阴伤寒，误作正伤寒。夹阴者，因房劳肾虚，必有足冷，脉细无力之异，此证易于忽略者。内伤寒，误作外伤寒。内伤生冷，法当温中，外感寒邪，理宜发表。如狂之证，误作发狂。畜④血证，每有如狂，而真发狂者，热邪入里也。畜血发黄，误作湿热发黄。腹满小便利，此畜血发黄也；若色黄如烟熏，一身尽痛，小便不利，此湿热发黄也。蚊迹误作发斑。发斑多见于胸腹，蚊迹只见于手足。脉洪大，烦躁，先红而后赤者，斑也。脉不大数，安静清爽，先红后

---

① 清便：大小便。清，同"圊"，即厕所。
② 河间：指刘完素。金元医家，字守真，自号通玄居（处）士，河北河间人，故人称刘河间。撰《素问要旨论》《伤寒标本心法类萃》等书。
③ 各半汤：指桂枝麻黄各半汤。
④ 畜：通"蓄"。《荀子·天论》"繁启蕃长于春夏，畜积收藏于秋冬"。

黄者，蚊迹也。亦非真蚊迹，因肾虚误服凉剂，逼其无根失守之火熏肺而然，急当温里。**动少阴血，误作鼻衄。**少阴病，但厥无汗，而强发之，血从口鼻出，名下厥上竭者，死。鼻衄者，虽为热迫，邪犹在经，禁汗。**谵语误作狂言。**谵语者，数数更端。狂言者，叫号怒骂。**独语误作郑声。**独语者，无人则言。郑声者，频频谆复。**女劳复，误作阴阳易。**女劳复者，病后交合而复病。阴阳易者，女病易于男，男病易于女而病也。**痞满误作结胸。**不痛为痞满，硬痛为结胸。**哕逆误作干呕。**哕者，其声浊恶而长。逆者，呃也，其声至喉而止。干呕者，有声无物也。**并病误作合病。**合病者，二三经齐病也。并病者，一经未尽，又过一经也。**正阳明腑病误作阳明经病。**腑病在里，宜下。经病在表，宜汗。**阴躁误作阳狂。**阴躁，脉沉，足冷，饮水不下咽也。阳狂，脉实，大渴引饮，亦有阴盛格阳，脉散大无力者。

辨伤寒问因察证定名

夫伤寒者，重病也，证绪繁多，若非问因察证正名，鲜有不误。凡至病家，未诊先问，最为要法。或得之脱衣卸被，或得之劳力辛苦，或得之房劳之后，或得之饥饱，或素虚素实，或有别证相兼，此问因之法。其察证者，盖伤寒有一病，则有一形证于外，可察而知之，举其六经形证者，以证所生之病。若脉证相符，药无不应矣。

太阳病，发热恶寒，头项痛，腰脊强，恶心拘急，身痛骨疼，此太阳表证，为标病也。若内热烦渴，小便不利，是太阳里证，为本病也。其脉浮紧为伤寒，浮缓无力为伤风，脉安静为不传，脉躁盛为欲传也。

阳明病，身热微恶寒，头额目痛，鼻干不眠，是阳明表证，为标病也。若烦渴欲饮，汗出恶热，则阳明里证，为本病也。若潮热自汗，谵渴硬满，斑黄狂秘，则是正阳明胃实，为腑病也。其脉微洪为标，洪数为本，沉数为实也。

少阳病，头角痛而目眩，胸胁痛而耳聋，寒热呕而口苦，是少阳经病也。其经为半表半里，其脉弦而数。

太阴病，壮热咽干，或自利不渴，则是阳经热邪传入太阴，为标病也。若燥渴、发黄、尿赤、便秘，则是太阴传经本病也。若初起无头疼渴热，便寒冷腹满而痛，吐利呕呃，则是太阴直中入里之本证也。若初病不热，但胀满腹痛，嗳气呕吐，则是生冷内伤寒也。其脉沉缓为标，沉实为本，直中与内伤寒，脉皆沉细也。

少阴病，舌干口燥，谵渴便秘，则是阳经热邪传入少阴，为标病也。若身热面赤，足冷脉沉，则是少阴夹阴伤寒，标本俱病也。阴躁欲坐泥水井中，虽欲饮而不受，面赤，足冷，脉沉，则是阴极发躁，为本病也。若面赤足冷，烦躁，揭去衣被，脉数大无力，则是虚阳伏阴，标本俱病也。若初病起，无头疼热渴，便厥冷蜷卧，脐腹俱痛，吐泻战栗，则是肾经直中本病也。更兼少腹绞痛，或吐利，甚则舌卷囊缩，则是兼厥阴中寒，亦本病也。其脉沉实有力，为阳邪标病；脉沉细无力，为直中阴寒本病；脉数无力，为虚阳伏阴；脉沉细，为夹阴伤寒。

厥阴病，寒热如疟，则是阳邪传入厥阴经，标病也。若舌卷囊缩，烦满秘渴，手足乍温乍冷，则是阳邪传入厥阴，为本病也。若初起，无头痛热渴，便怕寒厥冷，少腹至阴俱痛，吐沫泄利，舌卷囊缩，则是厥阴直中本病也。其脉浮缓为标，沉实为本，细软为直中也。

头痛拘急，身热恶寒，腹痛呕吐，气口与人迎脉俱盛，则为夹食伤寒。身热恶寒，隐隐头痛，喘咳烦闷，左脉紧盛，右脉洪滑，则为夹痰伤寒。身热恶寒，头疼微汗，神倦懒言，则为劳力伤寒。身热恶寒，头胁俱痛，气郁不舒，则为夹气伤寒。胸胁腹痛，痛定不移，头痛烦渴，身热恶寒，则为血郁伤寒。

更有伤暑伤湿，温病热病，冬温风温，温毒温疟，风湿湿温，疫病痉病，咸须辨之确而正其名，因其名而治。在表者汗之散之，在里者利之下之，在半表半里者和解之，在上者因而越之，下陷者升而举之，夹阴者补之，直中者温之。其于表里、阴阳、虚实、寒热，必须详察，问证以知其外，察脉以知其内，若同而异者明之，似是而非者辨之，乃可以言治也。

辨伤寒阳证似阴

阳证似阴者，火极似水也。因伤寒失于汗下，邪气郁伏于内，反见胜己之化，身反不热，手足厥冷，有时乍温，状如阴证，其脉虽沉，按之必数滑有力，唇焦舌燥，渴饮水浆，大便秘结，小便赤涩，或协热下利，乃热结旁流。气味极臭，扬手掷足，谵语躁热，此阳证也。必从三阳经传入。轻则四逆散、白虎汤合解毒汤。潮热便实，大柴胡汤，重则大承气下之，此阳盛格阴也。

辨伤寒阴证似阳

阴证似阳者，水极似火也。因其人素本肾虚，药用清凉，攻热太急，遂变斯证。冷极于内，逼虚阳于外。其人面赤、烦躁，欲坐泥水井中，身有微热，索饮冷水复不敢咽，或大便不通，或下利不禁，或咽痛呕呃，气促郑声，状似阳证，妄投凉剂，下咽即毙。脉必沉细而疾，或沉迟无力，以四逆加人参，冷饮急救。如狐疑不用，必至寒战厥逆，虽投参附，亦无济矣。若更阴盛格阳，舌黑躁甚，欲饮冷水，旋即吐出而不能纳者，以人参四逆汤，加猪胆汁、人尿少许，候冷与服，冷体一消，热性随发，庶可回阳。此阴阳幽显之奥，不可不辨。

辨伤寒传足不传手

按：《灵枢》十二经脉，转注如环，六经传变，本无定例。王安道①谓伤寒传足经不传手经，亦非定论。此邪气在经，未入脏腑者而言耳。若已入里，不可谓独在足经矣，如表邪入里，必归脾胃而为燥矢②，用承气汤下之。夫手太阳者，小肠也。手阳明者，大肠也。燥矢自小肠入大肠而出，二经得无与③乎？手太阴者，肺也，假如咳喘，气逆，肺能保其清肃乎？手少阴心也，手厥阴心包络也，表里热极，神狂志乱，心君岂泰然乎？东垣曰：伤寒传至五六日，渐变神昏不语，或睡中独语，目赤唇焦，舌干不饮水，稀粥与之则咽，不与不思，六脉细数，不洪大，不痞不满，二便如常；传至十日，形如醉人。医见神昏不得已④，用承气下之，误矣！此热邪传手少阴心经，宜导赤、泻心汤主之。误用承气下之，必死。故言伤寒伤足不伤手则可；谓传足不传手，则不可也。今温热病多有此证，不可不察。

视伤寒宜详

凡看伤寒，自顶至踵，最宜详察，一有不到，错误匪轻。

---

① 王安道：指王履。明初医家。字安道。撰《医经溯洄集》《百病钩玄》等书。

② 矢：通"屎"，粪便。

③ 与：关联。

④ 已：好转。

仲景云：观今之医，各承家技，始终顺旧。省疾问病，务在口给，相对斯须，便处汤剂。按寸不及尺，握手不及足，人迎、趺阳，三部不参，动数发息，不满五十。明堂阙庭，尽不见察。夫欲视死别生，实为难矣。凡作汤药不避晨夜，医之稍迟，病即传变。发汗药虽言一日三服，若病剧半日中可尽三服。一日一夜当时时视之，如救焚拯溺，不可少怠。

肾虚易犯伤寒论

肾属寒水，主令于冬，《内经》以为闭蛰封藏之本。以欲耗其精，则不能奉若天时，封藏不密，遂致太阳疏漏，寒邪易侵。若肾藏坚固，即使迫于寒威，受邪轻浅，治之即瘥。若肾脏虚衰，略冒寒邪，便尔深重，医药难疗。谚云："伤寒偏死肾虚人"，良非虚语。

伤寒无补法辨　景岳全书

张会卿曰：伤寒一证，惟元气虚者为最重，虚而不补，何以挽回？奈何近代医家，咸谓伤寒无补法。此一言者，古无是说，而今之时辈，动以为言，遂致老幼相传，确然深信，其为害也，不可胜纪。兹第以一岁之事言之，如万历乙巳岁，都下温疫盛行，凡涉年衰及内伤不足者，余用温补兼散之剂，得以全活者数十余人，使此辈不幸而遭他手，则万无生理矣。即余一人，于一年之中，所遇若此，其如岁月之长，海宇之广，凡为无补法所害者，顾可胜量哉？余痛夫枉者之非命，因遍求经传，则并无伤寒无补法之例。必求其由，则惟陶节庵有云：伤寒汗、吐、下后，不可便用参芪大补，使邪气得补而热愈甚，所谓治伤寒无补法也。此一说，盖本于孙真人①之言，云服承气汤得利瘥，慎不中补也。此其意谓因攻而愈者，本属实邪，故不宜妄用补药，复助其邪耳，初非谓虚证亦不宜补也。此外则有李子建②之《伤寒十劝》，今后世谬传，实基于此。余全书已斥其非，并详考仲景《伤寒论》及诸贤之成法，以申明其义焉。矧③今人之患伤寒者，而劳倦内伤，七情挟虚之类，十居七八；传诵伤寒无补者，十有八九，以挟虚之七八，当无补法之八九，果能堪乎！而不知因攻而死者，皆挟虚之辈也。此在众人，则以传闻之讹，无怪其彻生疑畏。至若名列医林，而亦曰伤寒无补法，何其诞妄无知耶！其有尤甚者，本来无术，偏能惑人，但逢时病，则必曰：寒邪未散，何可用补？若将邪气补住，譬之关门赶贼。若此一言，又不知出自何典。此外又有一辈，曰若据此脉证，诚然虚矣，本当从补，但其邪气未尽，犹宜缓之，姑俟清楚方可用也。是岂知正不得复，则邪必日深，焉能清楚？元阳不支，瞬息变生呼吸，安可再迟？此不知缓急之流也。又有一辈，曰此本虚证，如何不补，速当用人参七八分，以青陈皮监制用之，自然无害。是岂知有补之名，无补之实，些须儿戏，岂济安危，而尚可一消一补，自掣其肘乎？此不知轻重之流也。即或有出奇言补者，亦必见势在垂危，然后曰：快补快补。夫马到临崖，收缰已晚。补而无济，必又曰：伤寒用参者无不死。是伤寒无补之说益坚，而众人之惑益不可

---

① 孙真人：指孙思邈，唐代医家。宋徽宗在崇宁二年追封孙思邈为"妙应真人"，故称孙真人。撰《备急千金要方》《千金翼方》等书。

② 李子建：宋代医家。撰《伤寒十劝》。

③ 矧（shěn 审）：况且。

破，虽仪秦①亦不能辩也。余目睹其受害者，不可胜纪矣，心切悲之，不得不辩。夫伤寒之邪，本自外入，而病有浅深轻重之不同者，亦总由主气之有强弱耳。故主强者，虽感亦轻，以邪气不能深入也。主弱者，虽轻必重，以中虚不能自固也。此其一表一里，邪正相为胜负，正胜则生，邪胜则死。倘以邪实正虚而不知固本，将何以恃其不败乎？矧治虚治实，本自不同，补以治虚，非以治实，何为补住寒邪？补以补中，非以补外，何谓关门赶贼？即曰寇贼登堂矣，凡主弱者，避之且不暇，尚敢关门乎？主尚强也，贼闻主强，必然退遁，不遁即成擒矣，谓之捉贼，又何不可？夫病情人事，理则相同，未有正胜而邪不却者。故主进一分，贼退一步，谓之内托，谓之逐邪，又何不可，而顾谓之关门耶？矧如仲景之用小柴胡汤，以人参柴胡并用，东垣之用补中益气汤，以参术柴胡并用，盖一以散邪，一以固本，此逐中有固，固中有逐，又岂在关门之谓乎？甚矣，一言之害，误者无穷，余不能以口传宣，特为此辩，幸②勿执伤寒无补法也。

辨足太阳经证治

足太阳膀胱经，为诸经之首，乃四通八达之衢③，故多传变。受病为先，其经起于目内眦，从头下后项，连风府，行身之背，终于足小指。其脉尺寸俱浮，其证头项痛，腰脊强，恶心拘急，体疼骨节痛，发热恶寒，脉浮紧有力，无汗为表实，

---

① 仪秦：指张仪、苏秦。二人是战国时期著名的辩士，合纵连横的倡导者。

② 幸：希望。

③ 衢（qú 渠）：大路，四通八达的道路。

寒伤营血，乃太阳表证，宜麻黄汤发汗。

若尺中脉迟弱者，为卫气不充，先用建中汤，俟脉起再汗。

脉浮而缓，有汗为表虚，风伤卫气，宜桂枝汤解肌。

脉浮紧，发热恶寒，身疼痛，不汗出，而烦躁者，风寒两伤，营卫皆病，宜大青龙汤发之。若脉微弱，汗出恶风，有少阴证者，禁用，倘误用有亡阳之患。

太阳表不解，心下有水气，干呕，发热而咳，或渴，或利，少腹满，或喘者，小青龙汤主之。

病发热，头疼，身痛，脉反沉，此太阳证而见少阴脉，乃正气衰微，用四逆汤温里，慎不可发汗。太阳发汗不解，脉浮，发热，烦渴，小便不利，此太阳传本，宜五苓散利之。小便如常，不可利也，恐引邪入里，为热结膀胱。有畜血如狂等证，宜桃仁承气汤，代抵当汤选用，又不可下，恐表邪乘虚入里，为痞满，为结胸，为协热下利等证。虽当汗者，亦勿太过，恐致亡阳，肉瞤筋惕，故有汗禁麻黄，无汗禁桂枝。有汗勿再汗，汗多禁利小便，恐重亡津液也。太阳病，脉静不呕，为不传。脉躁盛，为欲传，或犯膀胱之本，或传阳明之经，或入阳明之腑也。脉浮紧，伤寒；脉浮缓，中风；脉浮，烦渴，为传本。

辨足阳明经证治

足阳明胃经，乃两阳合明于前后。府居中土，万物所归。其经起于鼻交頞①中，络目，循于面，行身之前，终于足大指次指。其证身热，目痛，鼻干，不眠，头额痛，自汗，微恶寒，脉微洪而长，此阳明经之标病，宜桂枝加葛根汤以解肌。夹食

① 頞（è 饿）：鼻梁。

者，加橘半厚朴，自利而呕，葛根汤加半夏。

阳明病，脉浮数，发热汗出，不恶寒反恶热，咽燥口苦，心下懊憹，身重，栀子豉汤吐之。

若更加渴欲饮水，口干，舌燥，汗出，恶热，脉洪数者，此阳明本证，白虎加人参汤主之。

若脉浮，发热，渴欲饮水，小便不利者，猪苓汤下之。

若潮热，自汗谵语，发渴，不恶寒，反恶热，揭去衣被，扬手掷足，或发斑黄，手足乍冷乍温，腹满硬痛，喘急，便秘，脉沉而数，正阳阳明胃家实也，诸承气汤选用而下之。若汗多者，勿利小便，恐亡津液。

阳明病，其人喜忘者，必有畜血，故令喜忘，屎虽硬，大便反易，其色必黑，抵当汤下之。脉微洪，邪在经，洪数热在腑，沉数热在里。

辨足少阳经证治

足少阳胆经，两阳交中，名曰少阳。缘胆无出入，主半表半里。其经起于目锐眦，上头角，络耳中，循胸胁，行身之侧，终于足小指次指。其证头角痛，目眩，胸胁痛，耳聋，寒热往来而口苦，胸满，脉弦数。此经外有太阳之恶寒，内有阳明之发热，故往来寒热。此经不从标本，从乎中治，只用小柴胡汤和解，其中有加减七法，禁汗，禁下，禁吐，禁利小便。虽有四禁之论，而小柴胡汤又有去人参加桂枝，温覆取汗之言，又有小柴胡汤加芒硝，又少阳证设不了了者，得屎而解之语，须审表里寒热，亦不可以小柴胡汤为伤寒套剂也。

辨足太阴经证治

足太阴脾经，乃三阴之首，名曰太阴，中宫坤土。其经始于足大指，上行至腹，络于咽，循身之前。其证腹满而吐，食不下，自利益甚，时腹自痛。若下之，必腹中结硬，脉尺寸俱沉，自利，不渴者，属太阴。以其脏有寒也，当温之，以四逆辈。

太阴病，脉浮者，可发汗，宜桂枝汤。太阴中风，四肢烦疼，阳微阴涩而长者，为欲愈。若身热，腹满，咽干，手足温，或自利不渴，此热邪传入太阴，标病也，柴胡桂枝汤。

脉浮缓，手足自温，腹满，口渴，身目俱黄，系在太阴而兼阳明，茵陈蒿汤。

太阳误下而传太阴，因而腹满时痛，小便赤，大便秘，桂枝加芍药汤；大实痛者，桂枝加大黄汤。

初起，不热不渴，头不痛，便怕寒，胸满腹痛，或吐泻，手足冷，小便清白，或呕呃，乃本经直中寒邪，宜理中汤，甚则四逆加人参汤，仿霍乱治法。

初起病，不热不渴，胸腹满痛，手足冷，气口脉沉而紧滑，此为内伤寒，因嗜生冷而致，宜治中汤。脉浮缓，邪在经；沉细，寒在脏；尺寸俱沉者，太阴受病也。

辨足少阴经证治

足少阴肾经，三阴交中，名曰少阴，乃人性命之根。其经起于足心涌泉穴，上行贯脊，循喉咙，络舌本，下注心胸，行身之前。其证脉微细，但欲寐。

少阴病始得之，反发热，脉沉者，邪犹在表，乃表里俱病，麻黄附子细辛汤温里解表。

若初病，头不疼，身不热，口不渴，便恶寒，厥冷，蜷卧，或腹痛吐泻，战栗嗜卧，脉沉细，此本经直中阴寒，宜四逆汤急温之。

初本阴经，治失其宜，以致阴躁，欲坐泥水井中，虽欲冷饮而不受，面赤足冷，脉或数大，按之如无，脉或沉微，此阴极似阳，亢害之证，宜通脉四逆汤、吴茱萸汤急温之；误为阳证，治之必死。

病无热恶寒，脉沉，面青，少腹绞痛，厥冷，蜷卧，吐利，不渴，昏沉不语，冷汗自出，腹满，呕吐，不能纳药，此少阴脱证，急以四逆汤加人参、吴茱萸救之。若更微喘，则为不治。病发热，烦躁，面赤足冷，脉数大无力，此里寒表热，乃夹阴伤寒，标本俱病，惟宜温里，表热自回，茯苓四逆汤。

若手足四逆，时温，时冷，或咳，或悸，或小便不利，或腹中痛，或泻利下重者，此传经热邪未至，渴烦，谵秘等证，宜四逆散有加减法。

若引衣蜷卧，恶寒，舌干口燥，谵语发渴，腹胀，大便不通，或下利纯清水，脉沉有力，此阳经热邪传入少阴本证，大承气急下之。

脉沉实有力，热邪传里，沉细无力，寒邪直中，数大无力，虚阳伏阴，细数近疾，阴极脱阳，尺寸俱微沉，少阴病也。

辨足厥阴经证治

足厥阴肝经，三阴交尽，名曰厥阴，乃六经之尾。风木之脏，内藏相火，寒热混淆。其脉起于足大指，上环阴器，抵小腹，循胁，上口唇，与督脉会于巅，行身之侧。厥阴之为病，其证消渴，气上撞心，心中疼热，饥不能食，食则吐蛔，下之利不止。

脉浮缓，发热恶寒似疟，此热邪在经，标病，可与桂枝汤助其汗解，若热甚则柴胡桂枝汤。不呕，清便，必自愈。热邪传厥阴，有外解下夺之分。若手足厥寒，脉细欲绝，有发热，头痛，邪犹在表，并用当归四逆汤。若其人内有久寒者，加吴茱萸生姜汤。呕逆，吐蛔者，乌梅丸。初病，不热不渴，不头疼，便怕寒厥冷，少腹连阴痛，或吐泻身疼，呕吐涎沫，唇甲皆青，冷过肘膝，舌卷囊缩，脉沉微，此寒中厥阴，四逆汤加吴茱萸急温之。

下利腹胀满，身体疼痛者，先温其里，乃攻其表，温里用四逆汤，攻表宜桂枝汤。

脉沉实有力，消渴，舌卷，烦满，囊缩，谵语，便闭，手足乍温乍冷，此热邪传入厥阴本病，用小承气汤急下之，此下夺之法也。

脉沉实有力，热在脏，微细无力，或伏绝，寒在脏。浮缓，热在经。微浮微缓，病自愈。尺寸俱微缓者，厥阴病也。

辨合病证治

论：太阳与阳明合病，喘而胸满者，不可下，麻黄汤。太阳与阳明合病，自下利，葛根汤。不下利但呕者，葛根加半夏汤。太阳与少阳合病，自下利者，与黄芩汤。若呕者，加半夏生姜汤主之。阳明与少阳合病，必下利，其脉长者为顺，脉弦者为负，负者克贼也。脉滑而数者，有宿食也，大承气汤。三阳合病，腹满，身重，难以转侧，口不仁而面垢谵语，遗尿，发汗则谵语，下之则额上生汗，手足逆冷，若自汗者，白虎汤主之。此条当与温热暍病参看。

辨并病证治

论：二阳并病，太阳初得病时，发其汗，汗之不彻，因转属阳明，续自微汗出，不恶寒。若太阳病证不罢者，不可下，下之为逆，可小发汗。设面色缘缘正赤者，阳气①怫郁在表，当解之。若汗之不彻，其人烦躁，短气，不知痛处，宜更发汗则愈，以脉涩故也，葛根汤。二阳并病，太阳证罢，但潮热，手足漐漐汗出，大便难而谵语者，大承气汤。

太阳与少阳并病，项强痛，或眩冒，时如结胸，心下痞硬，刺大椎、肺俞、肝俞，不可汗，汗则谵语不止，脉弦当刺期门。

太阳少阳并病，心下硬，项强而眩者，刺大椎、肺俞，慎勿下。太阳少阳并病而反下之，成结胸，心下硬，下利不止，水浆不入，其人心烦。太阳误下，结胸证具，烦躁者死；其人心烦，似有未尽之言，其亦死乎。《准绳》②用生姜泻心汤、小陷胸汤。

辨合病并病证治

嗣真：合病并病之难明久矣，姑释之。盖合病者，二阳经或三阳经同受病，病之不传者也。并病者，一阳经先受病，又过一经，病之传者也。且如太阳阳明并病，若病未尽，是传未过，尚有表证。仲景所谓太阳病未罢，面色赤，阳气怫郁在表不得越，烦躁、短气是也，犹当汗之，以各半汤。若并之已尽，是谓传过，仲景所谓太阳证罢，潮热汗出，大便硬而谵语者是也，法当下之，以承气汤。是知传则入腑，不传则不入腑。所以仲景论太阳阳明止出三证，如前太阳阳明并病，则言其有传变如此也。又如阳经互相合病，皆自下利。仲景于太阳阳明合

① 阳气：原作"阳明"，据《伤寒论·辨太阳病脉证并治中第六》改。
② 准绳：即《证治准绳》。明代医家王肯堂撰。

病则以葛根汤。太阳少阳合病，主以黄芩汤。少阳阳明主以承气汤。至于太阳少阳并病，其证头眩，强痛，眩冒，如结胸，心下痞硬，当刺大椎、肺俞、肝俞，不可汗下。太阳阳明并病已见上论，但三阳合病，仲景无背恶寒语句。虽别有口燥渴，心烦，背微恶寒者，乃属太阳证而非三阳合病也。《活人》①言：三阳合病背恶寒者，非也。

　　按：三阳经伤寒：太阳，头痛项强，腰脊痛；阳明，目痛，鼻干，不眠；少阳，寒热口苦，呕渴；各有主病。合病者，即兼二阳、三阳之证也，而归重在喘呕、胸满之内证。大抵二阳合病，必用二阳经药合治之；三阳经合病，必用三阳经药合治之。如人参羌活汤二阳经药也；麻黄汤，太阳药也；葛根汤，阳明药也；小柴胡汤，少阳药也。合病皆自下利，其证温热病居多。乃冬令少阴不藏，邪气伏于里，复感客寒闭郁于外，其邪内攻，必自下利，不利则呕，皆邪气充斥奔迫于上下，其黄芩汤虽主太阳少阳之合病，白虎汤虽主三阳之合病，其实皆温热暍病之药也。其伤寒合病，仲景有桂枝加葛根汤、葛根加半夏汤、麻黄汤治法，如太阳少阳并病，皆用刺法，禁汗下。其义自可见矣。

辨两感伤寒

　　《内经》曰，其病两感于寒者，一日则巨阳与少阴俱病，则头痛、口干而烦满。二日则阳明与太阴俱病，则腹满，身热，不欲食，谵言。三日则少阳与厥阴俱病，则耳聋，囊缩而厥，水浆不入，不知人。六日死，三阴三阳，五脏六腑皆受病。荣

---

　　①　活人：即《类证活人书》。宋代医家朱肱撰。

卫不行，五脏不通，则死。

安常①：脉沉大者，太阳少阴；沉长者，阳明太阴；沉弦者，少阳厥阴。诸方书不载两感脉，安常特设以示后人。

东垣问：两感从何道而入？答曰：经云，两感者死，不治。一日太阳与少阴俱病，头痛，发热，恶寒，口干，烦满而渴，太阳者，腑，自背俞而入，人所共知也②。鼻气通于天，故寒邪无形之气，从鼻而入。肾为水也，水流湿，故肾受之，同气相求耳。又云：天之邪气，感则害人五脏，以是知内外两感，脏腑俱病，欲表之则有里，欲下之则有表，表里不能一治，故死矣。然所禀有虚实，所感有浅深，虚而感之深者必死，实而感之浅者犹或可治，治之而不救者，有矣，未有不治而获生者也。予尝用此，间有生者，十得一二，故立此方，以待好生君子用之，大羌活汤主之。

嗣真：仲景论两感为必死之证，而复以治有先后，发表攻里之说继之者，盖不忍坐视耳。仲景所谓发表者，葛根麻黄也。所谓攻里者，调味承气汤也。《活人书》谓救里则是四逆，救表则是桂枝，以救为攻，岂不相背？若用四逆汤，乃以火济火，而腹满、谵语、囊缩何由而除？脏腑何由而通？营卫何由而行？六日死者，可立待矣。两感虽为不治之证，然用药之法，助正除邪，学者不可不素有一定之法于胸中也。

吴绶③：两感必死不治者，乃一日传二经，阴阳俱病也。

---

① 安常：指庞安时。北宋医家，字安常，自号蕲水道人，人称"北宋医王"。撰《伤寒总病论》等书。

② 人所共知也：此后《此事难知》有"少阴者脏也，自鼻息而入，人所不知也"。

③ 吴绶：明代医家。撰《伤寒蕴要全书》。

欲治阳急而有阴急，欲治阴急而有阳急，表里不可并攻。阴阳难同一法，故不治也。《活人书》有先后之法，急救里宜四逆汤，次救表宜桂枝汤。此表里皆寒急救之法，非日传二经，表里皆热之法也。

《保命集》①曰：内伤于寒，外伤于风，或内伤于食，外伤于风，或先伤于湿而后伤于风，或先伤于风复伤于湿，或先伤于寒而后伤于风之类。此亦阴阳俱病，表里并伤，乃为可治，非脏腑齐病，故大羌活汤间有可生者，易老②丹溪岂贤于仲景哉？

张会卿曰：两感者，本表里之同病，似若皆以外感为言也，而实有未必尽然者，正以外内俱伤，便是两感。今见有少阴先溃于内而太阳继之于外者，即纵情肆欲之两感也。太阴受伤于里而阳明重感于表者，即劳倦伤力，饮食不调之两感也。厥阴气逆于脏，少阳复病于腑者，即七情不慎，疲筋败血之两感也。人知两感为伤寒，而不知伤寒之两感，内外俱困，病斯剧矣。但伤有轻重，医有知有不知者，则死生系之，或谓两感证不多见者，盖亦见之不广而义有未达耳。其于治法，亦在乎知其由而救其本也。此论最切，两感病情诚发前人之未发，深足指迷，不可不录。《景岳全书》

按：两感伤寒，一日巨阳少阴俱病，脏腑齐伤，并非传经，明属少阴发出太阳，正合温热冬温时疫相同。《活人书》用温里救表之法，殊为不合。以三阴之证，皆属里热，何能中病？惟守真之凉膈、白虎两解表里之邪，或可议用。凡下元虚惫之

---

① 保命集：即《素问病机气宜保命集》。金元医家刘完素撰。
② 易老：指金代医家张元素。

人，患温热疫疠，每多三日昏沉、六日死者，或三日即死者，此岂非两感不治之证欤？

辨卒中寒证

《内经》曰：阴盛生内寒，因厥气上逆，寒气积于胸中而不泄。不泄则温气去寒独留，留则血凝，凝则脉不通。卒中寒者，阳微阴盛，最危最急之候，其证卒然昏仆，手足逆冷，或口吐白沫，呕逆清水，唇青面黑，口鼻气冷者，此卒中寒也。

朱丹溪曰：中寒者，仓卒受寒，其病即发而暴。盖中寒之人，寒乘其腠理疏豁。一身受邪，难分经络，无热可散，温补自解。此胃之大虚，不急治，去生甚远，理中汤，甚者加附子。

戴元礼①曰：中寒是身受肃杀之气，口食瓜果水冰冷物病者。脉必沉细，手足逆冷，息微，身蜷。虽身热必不渴，倦言语。此夏月贪凉、食冷之卒中者，大顺散、浆水散、附子理中汤治之。以热病法治之，必死。

嘉言②：若值冬月严寒之令，寒中少阴，微阳埋没，肌肤冻裂，如丧神守，急用白通汤为主治，以姜附追复元阳，加葱白以散寒。然恐药力不胜，更以葱熨脐中，并灸气海、关元数十壮，取脉渐来，手足温为效。少缓须臾，必无及矣。若阴盛于内，逼阳于外，魄汗淋漓，脊项强硬，即不可用葱及熨灼，恐气随汗脱；续加人参、甘草，兼补其气，恐姜附之猛，以伤阴也。用药得效，更加白术、五味、芍药，阴阳平补，不可轻

---

① 戴元礼：当为戴原礼，指戴思恭。明代医家，字原礼，号肃斋。撰《证治要诀》《证治要诀类方》《金匮钩玄》等书。

② 嘉言：指喻昌。明清医家，字嘉言，号西昌老人。撰《尚论篇》《尚论后篇》《医门法律》等书。

纵，阳气初回，如浪子初归，摇摇未定，怠缓不为善后，必堕前功也。

辨风温证

《伤寒论》曰：太阳病，发热而渴，不恶寒者，为温病。若发汗已，身灼热者，为风温。风温为病，脉阴阳俱浮，自汗出，身重，多眠睡，鼻息必鼾，语言难出。若被下者，小便不利，直视失溲。若被火者，微发黄色，剧则如惊痫，时瘈疭，若火熏之。一逆尚引日，再逆促命期。此仲景原论而无治法。

朱奉议①云：风温者，尺寸俱浮，头疼身热，常自汗出，体重，其息必喘，四肢不收，嘿嘿但欲睡。治在少阴、厥阴，不可发汗，发汗即谵语、独语，内烦躁，不得卧，若惊痫，目乱，无精光，如此死者，医杀之耳。风温忌发汗，宜葳蕤②汤。身灼热者，知母葛根汤。渴甚者，栝楼根汤。脉沉，身重，汗出者，汉防己汤。

按：风温，仲景云发热而渴，不恶寒为温病，以肾为寒水，主令在冬。《内经》以为闭蛰封藏之本，封藏固密，邪不易侵，肾脏空虚，感邪便尔深重，内伏之邪，复感外邪，发于少阴，出于太阳，表里皆病，故其证皆显。太阳、少阴二经，仲景但言误治之失，不论治法者，既经误治，挽回不及矣。喻嘉言尝谓：风温死于三日者，即是两感，故温病之热皆从内而发于外。所以禁辛温发汗，禁下，禁火，而仲景绝无方药。虽朱奉议有葳蕤诸方，更当于温热病、太阳、少阴诸经效法也。

---

① 朱奉议：指朱肱。宋代医家。字翼中，号无求子，晚号大隐翁，做过奉议郎，故后人亦称朱奉议。撰《类证活人书》。

② 葳蕤：即玉竹。

辨冬温温毒

朱奉议云：冬温之病与伤寒大异。盖伤寒者，伤寒气而作；冬温者，感温气而作，乃冬时反有非节之暖，此属春气发于隆冬，未至而至，即为冬时不正之气，人感之而病者，名曰冬温。其证必心烦，呕逆，身热，头疼或咳嗽，自汗或头疼面肿，但始必先咽痛，后必下利，而阳脉浮滑，阴脉濡弱。与风温不同，亦以冬应寒，而大温折之，责邪在肾，亦宜葳蕤汤。罗谦甫①云：冬温一证，虽关不正之气，而实正气本虚，故邪得以入于少阴，其经上循喉咙下入腹，故咽痛或下利也。治之以阳旦汤加桔梗、葳蕤。

然冬温为病，传变不一。若用辛热，致热邪不得外解，陷入于里，变为温毒，其证心下烦闷，呕逆，咳嗽，甚则面赤，身红，躁渴，咽痛，喉痹，唾利脓血，狂言发斑，最为危证，治宜大解热毒，如黄连解毒、三黄石膏汤。发斑，热毒势甚，犀角黑参汤、人参白虎汤选用。如大便泄泻，谵语，脉虚细小，手足厥冷者，皆为不治，以正气虚也。

辨 温 疟

温疟者，温病七八日或十数日，过经不解，前热未除，复感于寒，变为温疟，此春温之变证。脉阴阳俱盛，寒热往来，烦渴而呕，口苦胸满，俨然似疟而无汗，解热终不退，宜小柴胡汤去参、半，加瓜蒌根、石膏；骨节烦疼，加桂枝、芍药；寒多，加桂枝；热多，加柴胡；烦热大渴，人参白虎汤；心满，

---

① 罗谦甫：指罗天益。元代医家，字谦甫。撰《卫生宝鉴》。

加枳实、黄连。若热邪结里，大便不通，大柴胡下之；若变疟已正，从疟证治之。

辨温病证治

《内经》曰：藏于精者，春不病温。又曰：冬伤于寒，春必病温。仲景曰：太阳病发热而渴，不恶寒，为温病。释曰：太阳病者，脉浮，头项痛，腰脊强也。伤于寒者，必恶寒；今不恶寒，病非外来；渴则明其热自内发，其无表证明矣。盖肾脏属水，主令在冬，若以欲耗其精，遂致太阳疏漏，寒邪易犯，乃冬感于寒，伏藏于内，至春分后，天道温暖，其伏邪随时变而为温。既发之后，不得复言为寒矣。所以仲景云不恶寒而渴者，其理可见也。但所发之因不同，有感暴寒而发者，有饥饱劳役而发者，有房室作力而发者，所感之邪既殊，发出之经亦异，所以温病之邪，散在诸经，未定何经之动，当随其见证而治之。

凡温病之发，必大渴烦扰，胁满口苦，不恶寒，反恶热，明系伏邪，自内达外，不宜发汗，以不在表也。汗则变证蜂起。大都少阳为发温之区，阳明为藏温之薮①。温病发于三阳者居多，发于三阴者，必有所因，或冷食内伤，或欲事伤肾，治例与伤寒同法，惟发表不与伤寒同也。

温病每多合病，未有不由少阳者。若有客邪而兼太阳表证者，人参败毒散，太少二经之药也。无表证者，小柴胡汤；下利者，黄芩汤；太阳与阳明合病，不下利而呕者，葛根加半夏汤；少阳阳明合病，脉不负者，承气汤；三阳合病，大柴胡汤；

① 薮（sǒu 叟）：人或物聚集的地方。

若汗下不解，脉洪大数，表里皆实，谵妄狂越，此热在三焦也，三黄石膏汤，皆不越伤寒传变治法。

若发于少阴者，始病即大渴，烦热而反脉沉，足冷，温邪不能出表而为汗解，每多不治。所谓大热滚滚，脉沉足冷者，死。温热病初起大热便目昏，谵语，热甚，脉小，足冷者，死。汗后反大热而脉更躁急者，死。舌本焦黑，或吐血，下血，燥热，脉洪大者，或促结沉小者，死。或发战汗不快而邪不解，大热不得汗者，皆死候。《内经》所谓温病虚甚死是也。

辨热病证治

吴绶云：自夏至以后，时令炎暑，有人壮热烦渴，而不恶寒者，乃热病也。热病者，冬时受寒，其时未发，伏邪在里，随时令之暑热而发也。因冬时不避寒冷，以欲耗其精，虽外感于寒，其人肾阳不亏，足以御之而不为寒所困，且冬时行收藏之令，邪不遽发，寒愈久则邪愈匿，阳日盛则阴日虚。若寒日少而蓄热浅，则阴火应春气而病温。若寒日多而郁热深，则阴火应夏发而病热。此阴消阳长，病从内而发于外也。凡脉浮洪者，发于太阳也。洪而长者，阳明也。弦而数者，少阳也。然此发在三阳为可治。若脉沉细微小，足冷者，发在三阴，为难治也。大抵热病，大热须得脉洪大有力或滑数有力，乃为脉病相应，为可治。若小弱无力，为难治。若人虚脉弱者，宜加人参与之，扶其元气，不可攻其热，以邪非外来故；但恶热而不恶寒，热自内发，故口燥渴而引饮多，其邪既郁为热，故不宜辛温发汗，不得复言为寒也。仲景虽无温热治法，而诸经中所立黄芩汤、白虎汤，必因温热而设也。热病乃从中发，必无头痛恶寒，浮紧之脉，至四五日，邪气方彰，乃有洪大弦数之象。

若温热病初诊而求浮紧之脉，不亦陋乎！若有浮紧之脉，乃重感暴寒束于外，热邪郁于内，外则浮紧而内必洪大也，未可认为伤寒正治。或右手脉反盛于左手者，良由病自内发也。然温病之发，因暴寒者居多；热病之发，因暑暍者不少。发于三阳者居多，发于三阴者，必有所因：或因冷食伤脾，或因欲事伤精，皆正气先伤，热邪乘虚而发，设用甘温，宁不助邪转炽？若用苦寒，真元立消，虽长沙复起，亦难求生矣。

如脉洪大，身疼，壮热无汗，烦乱者，人参败毒散加葛根、香豉、生姜以汗之。轻者，十味芎苏饮；如夹暑，加香薷、扁豆双解之。若内伤生冷，饮食呕吐，痞闷或恶风寒，拘急者，用藿香正气散。若发散热不解者，在太阳，宜人参败毒散加黄芩；在阳明，宜升麻葛根汤加黄芩；热甚躁渴，脉洪大者，白虎加人参汤；在少阳，宜用小柴胡汤，随证增损治之。若夹暑者，加黄连、香薷主之。若热而大便自利，小便不利，烦渴者，四苓散加葛根、黄连、香薷、滑石之类。若表里俱热而自利，脉浮数而小便不利者，小柴胡汤合四苓散。若不解或传经变证，或里实可下，或阴寒可温，或发斑黄等证，皆从正伤寒条内治之也。

凡热病，一二日，泄利腹满，热甚者死；三四日，目昏谵语，热盛而脉小者死；四五日，热甚，脉小，足冷者，死；五六日，汗不出，呕吐，谵语，昏沉，脉急促者死；六七日，舌本焦黑燥者死；七八日，衄血，吐血，躁热，脉大者，死；九日发痉，搐搦，昏乱者死。凡热病，脉促结代，沉小，皆难治。热病不得汗，而脉躁急者，死。已得汗而热反盛，脉躁急者死。

辨温疫证治

《证治》①　温疫者，乃天行疫疠之气。凡四时之令不正者，乃有此气行也。若人感之，则长幼相似而病及，能传染于人，其作与伤寒相似。然伤寒因寒而得之，此因疫气，不可与寒同论也。治法当散疫气，扶正气为主。所以丹溪云：众人病一般者，天行时疫也。有宜补、宜散、宜降诸法。若多日不解，邪热传变，宜从伤寒变证详而用之。惟初病发散之药不同，惟宜藿香正气散、人参败毒散、十味芎苏饮选而用之。

吴又可曰：瘟疫之邪，皆从口鼻而入，不在经络，舍于伏脊之内，去表不远，附近于胃，乃表里之分界，即《内经·疟论》所谓横连募原是也。正气既盛，邪气难侵。若本气自虚，因而乘之。其中人也，始则阳气郁伏，凛凛恶寒，甚则四肢厥逆而阳气郁发，中外皆热，昏昏不爽，壮热自汗，用药汗之，热不能解。必俟伏邪外发，精气自内驱邪达表，此时表里相通，大汗淋漓，邪从外解；或发战汗，当即脉静身凉而愈矣。若伏邪不尽，必复发热，至伏邪已发，方有变证。其证或从外解，或从内陷，更有表里先后不同：有先表而后里者，有先里而后表者，有但表而不里者，有但里而不表者，有表而再表者，有里而又里者，有表胜于里者，有里胜于表者，有表里分传者，此为九传。从外解者，或发斑，或战汗、狂汗、自汗、盗汗；从内陷者，胸膈痞闷，腹痛躁结，热结膀胱，协热下利，或呕吐恶心、谵语，舌苔，当因证用治。疫脉不浮不沉而数，昼夜发热，日晡尤甚，头疼，身痛，宜用达原散，以透达募原之邪

---

① 证治：指明代医家王肯堂的《证治准绳》。

气。若见太阳、阳明、少阳证，随经加羌活、葛根、柴胡为引经，以提邪出阳经而达表。然证有轻重不等，药之多寡随宜，务在活法。感之轻者，舌上白苔亦薄，热亦不甚，脉亦不数，而不传里，一二剂自解；稍重者，必从汗解，如不能汗，邪气蟠错于募原，只以本方主之。感之重者，舌上苔如积粉，服药不从外解，而从内陷，舌根先黄，渐至中央，此邪渐入胃也，前方加大黄下之。若脉弦长而洪数，大渴多饮，此邪适离募原，欲表未表，白虎汤证也。如舌上纯黄色，兼见里证，此邪已入胃，乃承气汤证也。有二三日即离募原者，有半月十日不传者，有初得之四五日而淹淹慑慑①，五六日陡然势张者，元气壮者邪易传化，元气薄者邪不易化，即不易传。如他病久亏，适逢时疫，能感不能化，安望其传？不传则邪不去，淹缠②日久，愈沉愈伏，设误认虚证而进参芪，愈壅愈固，不死不休也。

凡大劳，大欲，大病，久病，此为四损。以正气先亏，邪气自陷，多不可救。阳证似阴者，温疫与温热、伤寒通有；而阴证似阳者，每因本人肾脏本虚，攻热过急，虽伤寒固多，而温疫亦有。逢四损者，慎不可攻。阳证似阴乃外寒内热，阴证似阳乃外热内寒。盖虚则寒，实则热，二证相似，惟于脉之有力无力中辨，不论浮沉迟数也。勿谓温疫无虚寒之证，当宗伤寒传变治法。有疫病始终能食者，此邪不传胃，切勿绝其谷食，但不可过食耳。有愈后十余日微热、微渴、不思食，此余邪在胃，正气虚衰。若强多食则为食复，详载《温疫论》。

喻嘉言曰：四时不正之气感之，因而致病。初不为疫也，

---

① 淹淹慑慑：奄奄一息貌。淹淹同"奄奄"，气息微弱的样子。慑慑，恐惧貌。

② 淹缠：迁延，延搁。

因病致死，病气尸气混合不正之气，以故鸡瘟，猪瘟，牛马瘟①，推之于人，何独不然？所以饥馑②兵凶之际，疫疠盛行，大率春夏之交为甚。盖温暑、湿蒸之气，交互熏蒸，人在气交之中，无隙可避，病者当之，魄汗淋漓，一人病气足充一室，况于连床并榻，沿门合境？共酿之气，益③以出户，尸虫载道，腐瑾，燔柴，掩席，委巷④投崖，种种恶秽，上混苍天清净之气，下败水土物产之气。人受之者，亲上亲下，各从其类，有必然之势。如世俗所称"大头瘟"者，头面腮肿如瓜瓠⑤者是也。所称捻颈瘟者，颈大腹胀如虾蟆⑥者是也。所称杨梅瘟者，遍身紫块，忽然发如霉疮⑦，二三日遍身皮烂者是也。所称疙瘩瘟者，发块如瘤，遍身流走，前至心，后至腰，发喘，大汗，且发夕死是也。所称绞肠瘟者，肠鸣干呕，水泄不通者是也。所称瓜瓤瘟者，呕汁如血，随即胸高胁起者是也，多不能治。所称软脚瘟者，便清泄白，足肿难移，即湿温遍行是也。已上⑧疫证，不明证治，咸委劫运，良可伤悼！至于疫证，乃邪正混合，邪极盛则正极衰，转眼立毙，苦寒伤胃，温补助邪，如人中黄丸之类，始为合法也。夫伤寒之邪，先行身之背，次行身之前，后行身之侧，由外郭而入里。瘟疫之邪，则直行中道，流布三焦。上焦为清阳，故清邪从之上入；下焦为浊阴，

---

① 以故…牛马瘟：喻昌《尚论·详论温疫以破大惑》作"以故鸡瘟死鸡，猪瘟死猪，牛马瘟死牛马"。

② 饥馑：饥荒。

③ 益：同"溢"，水漫出来。这里指病气溢出室外。

④ 巷：喻昌《尚论·详论温疫以破大惑》作"壑"。

⑤ 瓜瓠（hù户）：泛指瓜类作物。

⑥ 虾蟆：即蛤蟆。

⑦ 霉疮：即杨梅疮，因感染梅毒而引致的一种皮肤病。

⑧ 已上：以上。已，通"以"。

故浊邪从之下入；中焦为阴阳交界，凡浊阴之邪，必从此区分。甚者，三焦相混，上行极而下，下行极而上。伤寒邪中外郭，故一表而解。疫邪行在中道，故表之不散。伤寒邪入胃腑则腹满，便坚，故可攻下。疫邪布在中焦，散漫不收，下之复合，此与治伤寒诸法不同也。

张路玉[1]曰：按吴又可所论，皆寻常所有之疫疠。喻嘉言所言乃天地不正之大疫，不可彼此胶执也。而瘟疫证类多端，岂可一律而论？若伤于气则头项肿胀，伤于血则肢体疼瘰，伤于胃则呕汁如血，伤于肠则水泄不通。至入于脏，则不知人，不待救药而毙矣。大法以证为则，无以脉诊。其伤之轻者，一二日尚可行动，至四五日忽然大热，慎勿误认伤寒，而与表药发汗，不惟不解，其热转甚而危殆矣。其初病恶寒发热，头痛，宜败毒散；躁热不得汗，通解散；兼瘴疠，脚膝疼软，独活散。此皆为有表证多者之方也。若一病便壮热无寒，多汗神昏，呕逆，痞满等证，又当从凉膈、双解、三黄石膏、黄连解毒，两解表里法治之。古人以普济消毒饮治大头瘟；荆防败毒散治捻颈瘟；生犀饮治瓜瓤瘟；清热解毒汤下人中黄丸，并刺块出血治杨梅瘟；三棱针刺入委中三分，出血，及服人中黄散，治疙瘩瘟；苍术白虎汤治软脚瘟；双解散探吐，治绞肠瘟。此皆昔人已验之方，以补仲景之不逮。大率温疫，脉来盛而有力者发于阳也，以上诸法，尚可施治。若脉来沉细少力者，阳证见阴脉也，如前诸药难投，皆属不救。余不治之证，皆同温热。

凡时疫流行之时，小儿亦多传染。《伤寒例》云，小儿女

---

① 张路玉：即张璐。清初医家，字路玉，晚号石顽老人。撰《伤寒缵论》《伤寒绪论》《张氏医通》等书。

子，益以滋甚。以小儿筋骨柔脆，一染时疫即惊搐、发痉，误作惊治之，死。其治与大人仿佛，但幼科专于痘疹惊疳而略于伤寒。但知其不思食，不知其疫邪传胃；但知其呕吐泻泄，不知其协热下利。凡此何暇致思其为疫证乎？

辨　湿　温

经曰：湿家之为病，一身尽疼，发热，周身色如熏黄。又曰：伤于湿者，下先受之，言地湿之中人，先中其履地之足也。曰湿流关节者，言地湿之中人，流入四肢百节也。曰因于湿首如裹，又曰湿上甚为热，此下受之湿，袭于三阳，从上焦之阳而变为湿热者也。曰阴受湿气，言地湿之中人，已入于太阴脾土也。湿至上焦而变热，其证夏月为多，盖夏月地之湿气，上合于天之热气、日之暑气郁为炎蒸，人在气交之中感之，头面赤肿，斑疹从生，疫邪窍发，湿温之病作矣。

朱奉议曰：其人伤湿又中于暑，名曰湿温。两胫逆冷，胸满，头目痛，妄言多汗，其脉阳浮而弱，阴小而急，茯苓白术汤，或苍术白虎汤，切勿发汗，汗之名重暍，死。又《活人书》曰：若湿胜脏虚，自利，小便清白，手足皆冷，术附汤。脉大有力，烦渴自汗，人参白虎汤加香薷、扁豆、黄连，须辨脉之阴阳也。

罗谦甫曰：濡脉见于阳部，湿气搏暑也；小急见于阴部，暑气蒸湿也。病在太阴阳明，不可发汗，汗之则不能言，身赤，面色变，名曰重暍，死，宜白虎加苍术，分解两经之邪。如有寒热，加桂枝。若湿胜，一身尽痛，发热身黄，小便不利，大便反快，五苓加茵陈，此热入阴分，故见足冷脉弱，不可因足冷脉弱而用四逆也。若内夹冷食，茯苓甘草汤加干姜。

赵嗣真曰：朱奉议湿温证用白虎加苍术汤，诚为至当。但《活人书》不可表证兼言术附汤，此湿温证但言苍术白虎汤，而不言术附汤，何耶？岂因庞氏云：愚医昧于冷热之证，见足胫冷多行四逆辈，如此，医杀之耳。湿温脉小紧，有类伤寒，但证候有异，进白虎则胫自温而瘥。朱奉议之意，岂以术附与四逆相类，恐犯庞氏之戒，而此证不载欤？若湿气胜，脏腑虚寒，大便滑，术附汤岂可废耶？

辨 寒 湿

论曰：湿家，其人但头汗出，背强，欲得被覆向火，若下之早则哕，胸满，小便不利，舌上如苔者，以丹田有热，胸中有寒，渴欲饮水而不能饮，则口燥烦也。

无己：湿胜则多汗，伤寒则无汗，寒湿相搏，虽有汗而不周身，但头汗出也。太阳寒湿，表气不利则背强，恶寒向火，寒湿在表，误下之则伤胃气，故致哕而胸满，小便不利，因误下阳陷下焦，为丹田有热，表中寒湿，乘于上焦，为胸中有寒，欲水不能饮也，甘草附子汤。小便利，桂枝加附子汤、理中汤加茯苓。

辨 风 湿

论曰：病者一身尽痛，发热，日晡所剧者，此名风湿。此病伤于汗出当风所致也。又曰：伤寒八九日，风湿相搏，身体疼烦，不能自转侧，不呕，不渴，脉浮虚而涩者，桂枝附子汤主之。若大便坚，小便自利者，去桂加白术汤主之。

无己：风也，湿也，二气皆随时而变者也。湿在冬为寒湿，

卷
上

三
九

在春为风湿，在夏为热湿，在秋为燥湿，以湿寄王①于四季，每随四时之气而变迁。即气②亦然：冬为寒风，春为温风，夏为热风，秋为凉风是也。其中人也，风则上先受之，湿则下先受之，俱从太阳经而入。风伤卫气，湿伤皮肉、筋骨；风邪从阳而亲上，湿邪从阴而亲下；风邪无形而居外，湿邪有形而居内。上下内外之间，邪相搏击，故显汗出恶风，短气，发热，头痛，骨节烦疼，身重微肿等证。此固宜从汗解，但汗法不与常病相同，用麻黄必加白术、薏仁以去湿；用桂枝必去芍药加白术；甚者加附子以温其湿。其取汗，贵徐不贵骤，骤则风去湿存，徐则风湿俱去。其中有不可汗者，因风湿相搏多夹阳虚，阳虚则不可汗，但可用辛热气壮之药，扶阳以逐湿而已。凡见短气，虽为邪阻正气，当虑胸中阳虚。凡见汗出，微喘，虽为肺气受邪，当虑真阳欲脱。须辨之早也。

嘉言：湿有数种：有寒湿相搏，其证但头汗出，背强，欲得被覆向火是也；有风湿相搏者，一身尽痛，法当汗出而解者是也；有头中风湿，此中之浅者，故鼻中纳药取涕者是也；有先中湿而后感风者，身痛发热，日晡剧者，此风湿也；更有上盛之热湿；又有湿痹，痹者痛也，湿则关节疼痛，宜分利小便者是也。太阳湿家，病与太阳伤寒相似，其不同者，湿脉沉而细也。

辨 痉 证 痉，强直也，非痓

论曰：太阳病，发热，无汗，反恶寒者，名曰刚痉。太阳

---

① 王（wàng 忘）：同"旺"。
② 即气：喻昌《医门法律·风湿论》作"惟风"，义胜。

病发热，汗出，不恶寒者，名曰柔痉。病身热，足寒，颈项强急，恶寒，时头热，面赤目脉赤[1]，独头面摇，卒口噤，背反张者，痉病也。太阳病发汗太多，因成痉。

节庵：痉证，身热足冷，头项强急，恶寒头热，面赤头摇，手足挛搐，是痉病也。起于太阳，先伤于风，重感于寒，无汗为刚痉，葛根汤或加麻黄；先伤于风，重感于湿，有汗为柔痉，桂枝汤加栝蒌根。仰面而卧，开目为阳；合面而卧，闭目为阴。脉浮紧者属阳，脉沉细者属阴。口中燥渴者属阳，口中和者属阴。若脉来沉细无力者，用附子散加桂枝、白术。又痉病胸满，口噤，卧不着席，脚挛急，若不大便者，可与大承气汤，此属阳明证。又有结胸证如柔痉状者，热在胸中，心下必痛，宜大陷胸丸，不可以风药误治。要在脉实有力，方可议下也。又发汗太过，因成痉；大发湿家汗亦成痉；破伤风失治亦成痉；金疮失血、疮家误汗亦成痉；新产妇人血虚，汗出当风亦成痉。凡阳痉易治，阴痉难治。以上汗多亡阳，失血亡阴，致筋脉失养，不柔和而成痉，无外风湿，可解者，惟宜补养气血，十全大补、人参养荣、大建中选用。至于新产血虚，金疮出血过多，惟脉虚小可治，实大者难愈也。

按王海藏[2]云：头低视下，手足牵引，肘膝相构，为属阳明，实属三阴。仲景但论三阳，未及三阴，而六经皆有如痉之状者，盖身后属太阳，凡头项强急，项背几几，腰似折，髀不可以曲，腘如结，皆太阳痉也；身前属阳明，头面动摇，口禁

① 目脉赤：《金匮要略·痉湿暍病脉证第二》作"目赤"。
② 王海藏：即王好古。元代医家。号海藏，撰《阴证略例》《此事难知》等书。

齿齘①，脚挛急，阳明痉也；身侧属少阳，或口眼㖞斜，一手牵引，两胁拘急，半身不遂，少阳痉也；若腹内拘急，因吐利后而四肢挛急者，太阴痉也；恶寒蜷卧，尻以代踵，脊以代头，俯而不能仰者，少阴痉也；睾丸上缩，宗筋下注，少腹里急，膝胫拘挛者，厥阴痉也。痉以状名，而痉因筋急，六经筋病，皆得以痉称之。若痉因风寒者，病从外来，此得之天气，故名曰刚痉，当逐邪外解；因于湿者，病从内发，故名曰柔痉，当温里祛邪。至于汗多亡阳，妇人脱血，金疮出血，俱能致痉，善治者，审查阴阳、内外、虚实，勿概指为风也。至于脉来沉迟或细紧，大便自利，皆死候。热病发痉，腰折，瘛疭，口噤，鼻煤②者死。大率痉证属三阴者，及阳证阴脉者，目直视卒然喑哑者，正衰邪盛，皆难救疗。

辨中暑中暍

《内经》曰：因于暑汗，烦则喘喝，静则多言。又曰：脉虚身热，得之伤暑。《甲乙经》曰：热伤气而不伤形，所以脉虚者是也。

仲景曰：太阳中暍者，发热恶寒，身重而疼痛，其脉弦细芤迟，小便已，洒洒然毛耸，手足逆冷，小有劳身即热，口开，前板齿燥，若发汗则恶寒甚。加温针，则发热甚。数下之则淋甚。又曰：太阳中热者，暍是也。其人汗出，恶寒，身热而渴也，金匮白虎加人参汤主之。

喻嘉言曰：夏月人身之阳，以汗出而泄，人身之阴，以热

---

① 齘（xiè 泄）：牙齿相磨切。
② 煤：干燥焦黑如煤。

而内耗。阴阳两俱不足，故仲景于中暍病，禁汗下、温针。汗则伤阳，下则伤阴，针引火热内攻。而治法但用一甘一寒，两无偏胜，生津保肺，固阳益阴，而主以白虎加人参汤也。

夏月暑湿交蒸，人之中暍者，热伤太阳膀胱经也。证与伤寒、热病相似。中暑者，热伤心脾二经，皆以脉辨之：热证脉必盛大而有力，暑证脉必虚濡而无力。盖寒伤形而不伤气，所以脉盛。暑伤气而不伤形，所以脉虚。其日中劳役，不避炎蒸，触冒其暑者，即所谓动而得之也，宜清凉解暑，如白虎加人参汤、益元散、黄连香薷饮、竹叶石膏汤，皆可选用。其深居广厦，避暑凉亭，多餐生冷，遏抑其阳而病者，即所谓静而得之也。若头痛恶寒，肢体拘急，乃感寒之类。如无汗，脉紧，身重而痛者，须透表宣阳，用藿香正气散、人参败毒散；夹暑者，消暑十全汤；其冒暑之霍乱、吐泻者，治暑为主，以香薷饮合四苓散；夹风邪者，二香汤，即香薷饮、藿香正气散合用；其避暑之霍乱、吐泻者，和中温胃为主，香砂胃苓汤、消暑丸、大顺散；若中寒停冷者，来复丹、冷香饮子。若阳气虚人，生冷无忌，恣意房帏，乘风取凉，周身阳气不得伸越，脉来沉细，恶寒，腹痛，四肢厥冷，吐泻并作，多汗，喘促，脉微欲绝，或散大无伦，阴躁面赤，此为急证，用药不力必致亡阳，急用四逆汤加人参或理中汤加附子。如阴盛格阳，呕逆不纳药者，来复丹、半硫丸，姜汤化服，一切治暑清凉之方不可妄施矣。

脾胃虚弱之人，上焦之气不足，暑湿之气交蒸，则四肢困倦，精神亏乏，两足痿软，懒于动作，昏昏嗜卧，头痛而重，心胸痞闷，似喘非喘，早晚微寒，日高发热，乃阴阳俱不足也。盖包络之火不能胜时火，故反恶寒，四肢发热为阴虚，四肢清冷为阳弱，误为感寒而与表药，益伤元气，惟宜清暑益气汤。

若脉紧，畏寒，有表邪者，消暑十全汤；脾气虚弱，汗多恶寒者，十味香薷饮；伤食停冷，呕吐泄泻，胃苓汤、六和汤，分虚实而用。若自汗过多，风犯肌表，则身体重痛，肢节麻木，或小便黄涩，此湿与暑相搏，桂枝五苓散主之。

触热劳形，阳气内伐，热舍于肾，为水不胜火，发热烦渴，口鼻气促而喘，至日晡之际，病必少减，此脾胃大虚，元气不足也。勿作中暍，误投白虎，惟宜补中益气去升麻加麦冬、五味、茯苓、泽泻、黄柏之类，补益而兼清解，方得渐愈，不似中暍，暑解即愈也。

酷暑途中，卒然昏仆为暑风。此热毒涌痰，壅塞心包也。切不可用冷，得冷则死。急移阴处以热土堆熨脐中，更令溺热尿于脐腹土上，急捣蒜姜取汁，热汤灌之，可苏。此证有虚实两途：实者痰之实也，因平素积痰，一旦感召盛暑，痰阻其气，卒倒流涎，宜先涌吐其痰，消暑丸之类，后清其暑，犹易治也；虚者阳气虚也，平素阳气衰微，阴寒内蓄，一旦酷暑伤气，邪凑其虚，宜助阳药中兼消其暑，来复丹、半硫丸灌之，回苏之后，再分别虚实以疗之，此与中寒同治法也。

按：暑暍二证，名虽不同，其为天热外伤则一，必由本体自虚，而后邪入。所谓邪之所凑，其气必虚。若里气不虚，则暑热但伤太阳之经，而为中暍，犹伤寒邪在太阳，仍用香薷、白虎以从汗解；若中气虚弱，而暑热之气，直入心脾以及他脏，则为中暑，犹之伤寒之入里也，所以清暑益气用参、芪、归术而兼升麻、葛根，补中兼升，提邪外解。热邪伤阴，则内热愈炽，故加生地黄、黄柏为佐，此气虚中暑也。若阳气素虚，中宫积冷，暑热伤气而阳益虚，虚则里寒失于爱护，或吐利并作，腹痛厥冷，魄汗淋漓，甚则吐泻亡阳，面赤，阴躁，必须来复丹、大顺散、四逆、理中温里，庶可回阳。此犹之伤寒直入三阴也。先哲虽有动静之分，不过外感、内伤之别，动为外受天之暑热，静为避暑而反受风凉。其实更有表里、阴阳、虚实之三辨，故元丰朝①和剂局②暑门诸方，寒热补泻，分别并陈，非香薷饮、益元散、白虎汤为暑门专剂也。

辨大头病虾蟆温

东垣曰：身半以上，天之气也。邪热客于三阳之间，上攻头面为肿，切不可用降药。阳明之邪，首大肿；少阳之邪，出于耳前后，甚至两目不开，面部赤肿；太阳之邪，发于项上，脑后及耳后皆肿。此天行疫疠，邪犯高巅，初觉憎寒壮热，体重，头面赤肿，目不能开，喘促，咽喉不利，舌干口燥，宜普济消毒饮，少少不住服，治法不宜太速，速则过其病，令上热未除，中寒复生，必伤人命。

若额上面部焮③赤而肿，或壮热气喘，口干舌燥，或咽喉肿痛，呼吸不利，脉数大有力，此属阳明，普济消毒饮加石膏。若内实热甚者，加酒洗大黄下之。

若发于耳之上下、前后并头角红肿者，此属少阳也。或寒热往来，口苦咽干，目眩，胸胁满闷者，宜小柴胡加羌、防、荆芥、连翘、花粉、桔梗主之。

若发于头脑、项下及耳后赤肿者，此属太阳也，宜荆防败毒散。热甚去参，若三阳经皆受邪，宜普济消毒饮。大抵此证

① 元丰朝：指北宋元丰年间（公元 1078～1085 年），元丰是宋神宗赵顼的年号。

② 和剂局：宋代官府设立的制药机构。这里指《太平惠民和剂局方》。

③ 焮（xìn 信）：发炎红肿。

宜辛凉轻清之剂，散其上盛之邪。节庵以普济消毒饮除去人参、升麻、白芷、黑参、马勃、僵蚕、蓝根而加川芎、羌活、防风、荆芥、姜汁、竹沥，名芩连消毒饮。药味虽异而功效不殊，其用大黄必须酒洗，如鸟在高巅，惟射以取之也。

治法不宜太峻，峻则邪不伏而反内攻，且邪既犯头面空窍，则空处无所不至，虚人兼扶元气，胃弱食少者兼助胃气，必便秘，脉实，邪热亢盛，方可议用大黄。若先肿鼻，次肿耳，从耳至头，结块于脑后，久不散，必作痈脓也。

虾蟆温则两颐、颊下、耳前后皆肿，此邪犯少阳，宜荆防败毒散。夏暑湿热气蒸亦多发，此仿大头少阳治法，不宜外敷冷药，邪不外泄，必内攻咽喉而成喉痹。若急喉痹，喘促、水浆不入者，惟三棱针刺恶血，胜用苦寒也。

按：先哲治法大都如此，而东垣所谓上热未除，中寒复生，必伤人命，未经阐发。邪既犯三阳，若正气虚乏之人，岂能禁其不入三阴耶？必须辨脉之阴阳、虚实，如阳脉阳证则宗三阳治法，此证之常未足尽其变。如虾蟆温初起，但肿不红，微寒微热，脉弦细而紧，此厥阴之邪，发于少阳部位，以脉为主，宜当归四逆汤，微汗而徐解。若外敷冷药，内服苦寒，则肿陷下而邪内攻，失之不温，竟入少阴，手足清冷，胸满，呕逆，烦躁不寐，甚者寒水上逼心阳，无故发笑；又或寒极于下，逼阳于上，头面肿大，目不能开，阴盛格阳，呕逆不息，药难下咽。皆准少阴治法，重剂四逆汤加人参、茯苓、半夏，方得温散回阳开关。笑止而肿复起，仍出厥阴，历治多人，皆作阴经治法而获全愈。虞天民①《医学正传》治喉痹谓上热未除，中寒复生，渐而变为发喘不休，不可治矣。此祖述东垣之言，而申苦寒之戒也。

辨妇人伤寒

妇人伤寒，六经传变，治例与男子同法。惟经水适来适断、热入血室与夫胎前产后、崩漏带下，则治有殊别也。

论：妇人中风，发热恶寒，经水适来，得之七八日，热除而脉迟，身凉，胸胁下满如结胸状，谵语者，此为热入血室也，当刺期门。

许学士②治一妇人患热入血室证，医者不识，误用补血调气药，延养数日，遂成血结胸。或劝用药，予曰：小柴已迟，不可行也。无已③则有一焉，刺期门穴斯可矣。予不能针，请善针者治之。如言而愈。因邪气畜血，并归肝经，聚于膻中，结于乳下，故手触之则痛，非汤剂可及，故当刺期门也。

论：妇人中风七八日，续得寒热，发作有时，经水适断者，此为热入血室，其血必结，故如疟状发作有时，小柴胡汤主之。

按：妇人伤寒多兼经候胎产，调治更难，前条中风在经行之前，邪迫血空，室中无血而浑是邪，故用刺法以泻之。此条中风在经行之后，邪乘血半空，而入其室，血与热搏，所以血结，邪半实而血半虚，故用小柴胡加生地黄、丹皮、归尾、红

----

① 虞天民：即虞抟。明代医家，字天民，自号花溪恒德老人。撰《医学正传》《苍生司命》《方脉发蒙》等书。

② 许学士：指许叔微。北宋医家，字知可，曾为翰林学士，故称"许学士"。撰《伤寒发微论》。

③ 无已：不得已。

花，去黄芩以和之。

论：妇人伤寒发热，经水适来，昼日明了，夜则谵语如见鬼状者，此为热入血室，无犯胃气及上二焦，必自愈。无犯胃气及上二焦者，谓不可汗吐下也。必自愈者，候经再行邪热当随经而去，必自愈也。

辨妊娠伤寒

节庵：凡妊娠伤寒，须顾胎为主兼伤寒药为当，不可用发表、攻里之剂，恐伤胎气。若有表证宜汗者，用羌活冲和汤加当归、芍药、苏叶、葱白；有气满、喘急加香附、砂仁，去生地黄，外用护胎法；若里急实热证，大便不通，燥渴者，当用大黄，转药不必疑虑，须酒制用，有病则病当之。经云：有故无殒，亦无殒也。上无殒，令无害其母，下无殒，令无害其子。妊娠设患真寒证，脉伏厥冷，当用姜、桂、附子，不必虑也。附、姜、桂虽热，炒熟无害，如畏惧不用，母不救又安能保子耶？

辨产后伤寒

吴绶云：新产后患伤寒，不可轻易发汗。盖产时必伤力、去血过多，亦有恶露未去，发热恶寒，头痛身疼等证，三日后蒸乳，或有早起劳动，饮食停滞，一皆发热类伤寒，要仔细详辨，切不可辄便发汗。大抵产后，大血空虚，若汗之则变筋惕肉瞤①，或郁冒昏迷，或虚风搐搦②而不定，或大便秘涩而难出，其害非轻，切宜精审。凡发热，且与四物汤，川芎、当归

---

① 筋惕肉瞤（rún）：指面部肌肉不自主抽动的一种病症。惕，戒惧；瞤：（肌肉）抽缩跳动。

② 搐搦（nuò 诺）：即抽搐。

为君，以熟地黄酒炒，芍药佐之。如气虚有汗，加人参、炮姜，盖姜辛热，能引血药入血分，引气药入气分，且能去恶生新，有阳生阴长之道。以热治热，深合《内经》之旨，予尝用之，取效如神。如恶露未尽者，益母草、黑神丸，必兼用之。若胃虚食少者，必加白术、茯苓。有痰，呕逆者，必加陈皮、半夏，其余六经各条治例皆同，但药中必加四物为主，乃养血务本之要也。

丹溪：产后发热恶寒，皆属气血两虚，左手脉不足，补血为主；右手脉不足，补气为主；气血两虚，脉反虚大无力，当用甘温以除大热；凡恶寒发热，腹痛，当去恶血；如乳汁不通，胸前膨者，当消乳，用大麦芽炒研，清酒调服。凡产后发热，不可发表并一切苦寒之药，大热必用炒干姜治之，轻则茯苓淡渗其热。

节庵：有产后不谨，感冒伤寒，发热恶寒，头疼骨痛，脉浮紧，有表证宜汗者，用四物汤加羌活、苍术、苏叶、葱白、干姜、甘草，取微汗为效。若传至半表半里证，寒热，呕而口苦，脉弦数者，以四物汤合小柴胡主之。若热邪传里，口燥渴，大便不通，脉沉实有力，或热甚谵语，宜下之，轻则蜜导法；重则四物汤加枳壳、厚朴、酒炒大黄，微下之。随用四物汤加干姜少许，大用参术以温补之。如汗下太过，遂变郁冒昏迷，筋惕肉瞤，八珍汤加干姜主之。经云：胎前宜养血安胎，产后须大补气血。虽有杂证，以末治之，此诚格言也。

辨脉法

浮、大、动、数、滑为阳，沉、涩、弱、弦、微为阴。弦数为热，弦紧为寒。

浮候，举指于皮肤之上，轻手得之曰浮，主在表之证。浮紧有力，无汗，恶寒，为寒伤营；浮缓无力，有汗，恶风，为风伤卫。

中候，寻指于肌肉之间，不重不轻而得曰中，主半表半里之证。洪而长者，阳明胃脉也。弦而数者，少阳胆脉也。

沉候，按指于筋骨之下，重手得之曰沉，主在里之证。沉数有力，为热邪传里；沉迟无力，为直中阴经。

浮为表属阳，沉为里属阴。迟则为寒，数则为热。数大无力，为阳中伏阴；浮数有力，为纯阳；浮紧有力，为寒在表；沉实有力，为阴中伏阳；沉细无力，为纯阴。沉数有力，为热邪传里。浮而迟涩，浮而软散，皆虚；浮而紧数，浮而洪滑，皆实。沉而细弱，沉而迟伏，皆虚；沉而滑数，沉而坚大，皆实。乍大乍小，乍数乍疏，此为死脉，亦为祟脉。

细察浮中沉三候，而别其有力、无力，则阴阳、表里、虚实，自无遁情，须于此探求，临证万无一失。阳证之脉，以大为病进，小则病退；阴证之脉，以沉伏则病进，迟缓病退。汗后脉当安静，躁乱者死。温药服后，脉渐出者生，歇止者死。表证而脉伏者，有邪汗也。昏沉而脉静者，欲战汗也。

阴证见阳脉者生，真阳来复之象，任受补也。阳证见阴脉者死，正气衰微之象，不任受攻也。

辨足二脉

一曰跌阳，又名冲阳，又名会源，阳明胃脉也。在足面大指间五寸，骨间动脉是也。病势危笃，当诊跌阳以察胃气有无。盖土为万物之母，后天之根本也。经曰：冲阳绝，死，不治。

一曰太溪，少阴肾脉也。在足内踝后，跟骨上陷中动脉是也。病势危笃，当诊太溪，以察肾气之有无。盖水为天之一元，先天之根本也。经曰：太溪绝，死，不治。

辨　色

青属肝木，主风，主寒，主痛。面青，唇青，舌卷囊缩，急温之。青而黑，青而红，相生者，吉；青而白，枯燥者死。

赤属心火，主热。太阳面赤，当汗。阳明面赤，恶热不恶寒，便闭，谵语，可下。表里俱热，面赤躁渴，脉洪未可下。少阳面赤，脉弦，小柴胡和之。少阴下利清谷，里寒外热，面赤，四逆汤加葱白，此阴寒逼其浮阳上行，服寒凉必死。赤而青，赤而黄，相生者吉；赤而黑，相克者凶。

黄属脾土，主湿。黄而明者，热也；黄而暗者，湿也。黄而白，黄而红，相生者吉；黄而青，相克者凶。黄而明润，病将愈；枯夭者死。

白属肺金，主气血虚。白而黑，白而黄，相生者吉；白而赤，相克者凶。

黑属肾水，主寒，主痛。黑而白，黑而青，相生则吉。黑而黄，相克则凶。黑气自鱼尾入太阳者死，自法令人中入口者死。

辨　目

目明者吉，目昏者凶。开目欲见人，阳证也。闭目不欲见人，阴证也。目中不了了，睛不和，热甚也。目赤痛者，阳明热也。瞑目者，将衄血也。白睛黄，将发黄也。目睛微定，暂时稍动者，痰也。目眦黄，病将愈。或反目上视，或瞪目直视，或目睛正圆，或戴眼反折，或眼眶陷下，皆死证也。

辨　鼻

鼻青，腹痛冷者，死。微黑者，水气。黄者，小便难。白者，气虚。赤者，肺热。鲜明者，有留饮也。鼻孔干燥，阳明热，将衄。鼻孔燥黑如烟煤，阳毒也；冷滑而黑，阴毒也。鼻鼾者，风温也。鼻塞者，风热也。鼻搧者，肺病、肺痈，皆难治。

辨　口　唇

唇焦黑，为脾热；肿赤，为热甚；青黑，为冷极；口苦，为胆热，亦有虚寒人，肾水逼心火而为口苦者；口甜，虽为脾热，亦有中寒人，冷食凝结而口甜多呕、胀闷者；口燥咽干，为肾热，少阴寒逼虚阳于上，亦咽干但不多饮耳；舌干燥渴，为胃热；口噤为痉，为风。上唇有疮，狐虫食脏；下唇有疮，惑虫食肛。唇青舌卷，唇吻反青，环口黧黑，鱼口气促，唇口颤摇，气出不返，皆死候也。

辨　舌

病在表，则无苔；在半表半里，白苔而滑；在里，则黄苔。热甚则黑苔、芒刺。不热不渴，黑苔有津为寒；黑苔虽干，不渴，脉沉细者，亦为寒。皆少阴本色，为水克火也。舌乃心苗，红为本色，故吉；黑为水色，故凶。凡舌硬、舌肿、舌卷、舌短、舌强者，十救一二。舌缩神昏，脉脱者死。阴阳易，舌出数寸者死。夏月黑苔可治，冬月黑苔难治。黑苔刮不去，易生刺裂者死。凡舌苔，以井水浸青布，擦净舌苔，薄荷细末，蜜调涂之。吐舌者，冰片末即收。

辨　耳

耳轮红润者吉。或黄或白，或黑或青，枯燥者凶。耳聋肿痛属少阳，可治。耳聋，舌卷，唇青属厥阴及少阴，耳聋皆难治。

辨　身

身轻能转侧者吉，身重难转侧者凶。仰卧不能侧，谓之尸睡。凡阴证，手足冷，蜷卧恶寒，好向壁卧，闭目恶明，怕见人。阴毒身如被杖，重难转侧。凡阳证，身轻，手足暖，开目喜见人。皮肤润泽者生，枯燥者死。头重视深，天柱骨倒者死。循衣摸床，两手撮空，神去而魂乱也。脉浮而洪，身汗如油，喘而不休，形体不仁，乍静乍乱，此为命绝。

辨　声

笑为心声，呼为肝声，哭为肺声，歌为脾声，呻为肾声。出言壮厉，先轻后重为外感有余之证。语言懒怯，先重后轻，为内伤不足之证。怒骂叫号奔走不定，谓之狂言。语无伦次，数数更端，谓之谵语。一事一语，频频谆复，谓之郑声。睡则多言，唤醒则止，谓之睡中呢喃。出言不正，旋则知非，谓之错语。鼻塞声重，谓之伤风。唇疮声哑，为狐惑。口噤挛搐，为痉病。鼻鼾语涩，为风温。足少阴，咽中有疮则不语。手太阴，火来乘金则无声。寒中少阴，初病即卒然而哑，有寒热二证须辨。病中无故大笑，乃寒水逼心火，危证也。

辨可汗例

凡有表证，头项身痛，腰疼背强，或肢节拘急，洒洒恶寒，或翕翕发热，及尺寸脉浮紧，或浮数，病人烦热不解者，皆表证也，无汗悉宜汗之，倘汗后不解，表证犹在，宜汗之。其热不退者，乃传经也。宜从别治。

辨不可汗例

论：咽喉干燥者，不可发汗。

淋家，不可发汗，发汗则便血。

疮家，虽身痛不可发汗，汗出则痓。

衄家，不可发汗，汗出必额上陷，脉紧急，目直视不能眴①，不得眠。

亡血家不可发汗，发汗则栗而振。

无表证者，或身有汗，或口燥舌干，或咽中闭塞，或阴虚劳倦，梦遗精滑，或脐间动气，或风温，湿温，中暑，或疮痛而厥，或产后经水适来、适断，或太阳少阳并病，头项强痛，眩冒，心下痞，或头痛而热，脉弦细，属少阳经，或脉沉，或尺脉微弱，皆不可发汗。

辨可下例

凡蒸蒸发热，大便不通者；或潮热自汗，谵语烦渴，大便不通者；或潮热腹满痛；或潮热谵语；或阳明自汗，胃燥谵闭；或阳明无汗，小便不利，懊憹，必发黄；或脉滑，谵语；或潮热，手足、腋下汗出，谵闭；或目中不了了，便闭；或小便不利，或乍难乍易，微热喘满，不卧，有燥矢；或吐后胀不减；或下利，脉滑数有宿食；或下利，脐腹硬痛；或痞满燥实，斑

---

① 眴（shùn瞬）：目睛转动。

黄狂闭，揭去衣被，扬手掷足；或汗吐下，微烦，小便数，大便难；或转矢气；或少腹满痛，小便利，大便黑，为畜血。皆可下也。

辨不可下例

凡脉浮有表证者，不可下。脉虽沉，尚恶风寒。或头背项腰强痛拘急者。或呕吐，或腹胀时满时减者。或不转矢气，或腹胀可揉可按，或有动气，或腹如雷鸣，或阳明面赤，咽中闭塞。或夹阴面赤，或硬在心下，或小便清白，或内伤，或房劳，或胎前，产后，崩漏，或经水适来、适断。或脉虚，或脉浮大，或紧。皆不可下。

辨可吐例

凡病在膈上者，或胸满多痰，或食在胃口，或胸满微烦，或胸中懊憹，或胸中痛，欲按而出涎沫者，或寸口脉滑，或寒气在胸，烦满，或寸脉沉伏。或干霍乱，心腹刺痛。皆宜吐之。

辨不可吐例

邪在膈下，或膈上有寒，干呕者，宜温，忌吐。或老弱、素虚，或阴虚、房劳，或胎前、产后，经水前后，或脉虚细，皆不可妄吐。

辨可温例

凡平素中寒者，及直中阴经，无热恶寒，或呕吐不止，或冷痛泄泻，或战栗蜷卧，面如刀刮，四肢逆冷，或夹阴面青，或下利后不止。或舌卷囊缩，或胃寒呃逆，或泻利清谷不止者，脉来沉细，沉迟或伏绝者。悉皆当温之。

辨不可温例

凡口燥咽干，身热，小便赤涩，或喜冷饮，大便闭结，或脉大有力，或沉实，沉数。皆不可温也。

辨急下例

急者，病势危笃，不可稍缓也。少阴舌干口燥，恐热消肾水，大承气汤急下之。

少阴自利纯清水，心下硬痛，燥渴，大承气汤急下之。

阳明汗多热甚，恐胃汁干，大承气汤急下之。

目睛不明，肾水已竭，热而便闭，大承气汤急下之。

阳明腹满痛为土实，用大承气汤急下之。

辨急温例

少阴内寒已甚，阳气欲绝，急用四逆汤加人参。又少阴膈上有寒饮，干呕不可吐者，急用四逆汤温之。

伤寒禁忌

误投麻黄，汗多亡阳。误投承气，下多亡阴。老弱虚人，但当微利，或猪胆，或炼蜜导之。尺脉弱者，禁下。寸脉弱者，禁吐。吐蛔一证，虽有热证，大忌寒凉，误服必死。惟温疫大热，斑狂燥渴者，不忌。初愈，勿骤用芪术，邪气得补即复，脉虚气弱者，不在禁例。宜随机活变，不可执无补法。伤寒欲饮水为欲愈，不可禁绝，但不可多与。初愈，勿过饱，勿劳动，勿忧怒，勿行房，勿食羊肉，勿即饮酒，勿轻见风。

伤寒死证

两感伤寒不须治，阴阳毒过七朝期。黑班①下厥与上竭，阳证见阴脉者危。舌卷耳聋囊更缩，阴阳交及摸寻衣。重暍除中皆不治，唇吻青兮面黑黧。呃逆不已并脏结，溲矢遗失便难医。汗出虽多不至足，口张目陷更何为？喘不休与阴阳易，离经脉见死当知。结胸证具烦躁甚，直视摇头是死时。少阳证与阳明合，脉弦长大救时迟。汗后反加脉躁疾，须知脏厥死无疑。

---

① 班：通"斑"。

卷　下

伤寒论立方大法　景岳全书

　　徐东皋①曰：汉张仲景著《伤寒论》，专以外伤为法，其中顾昐②元气之秘，世人鲜有知之者。观其少阳证小柴胡汤用人参、姜、枣，则防邪气入三阴，恐脾胃稍虚，邪乘而入，必用人参、甘草，固脾胃以充中气，是外伤未尝不内因也。即如理中汤、附子汤、黄连汤、炙甘草汤、吴茱萸汤、茯苓四逆汤、桂枝人参汤、人参白虎汤、竹叶石膏汤、柴胡加芒硝汤、大半夏汤、泻心诸汤，未尝不用人参以治伤寒。可见仲景公之立方，宣中有补，神化莫测。何今世之医不识元气之旨，惟见王纶③《杂著》戒用人参之说，执泥不移，乐用苦寒，攻病之标，暗伤真气，失误良多。又有病家疑信相半，两弗之从，直以因循致其元气自尽，终莫之救，可谓智乎？况斯世斯时，人物剧繁，禀气益薄，兼之劳役名利之场，耽④酒色以竭其真，不谓内伤元气，吾不之信也。观其杂证，稍用攻击、苦寒而脾胃遂伤，况伤寒之大病乎？

伤寒论证辨卷下诸方

太阳经七十三方

　　桂枝汤　主太阳中风。阳浮者热自发，阴弱者汗自出。啬啬恶寒，渐

---

　　① 徐东皋：即徐春圃。明代医家，字汝元，号东皋，又号思敏、思鹤。撰《古今医统大全》等书。

　　② 昐（xì 细）：看。

　　③ 王纶：明代医家，字汝言，号节斋。撰《明医杂著》等书。

　　④ 耽：沉溺于。

渐恶风，翕翕发热。

桂枝三两，去皮　芍药三两　甘草二两，炙　生姜三两　大枣十二枚，擘

水七升，微火煮三升，服一升。须臾歠①热稀粥一升，以助药力。温覆一时，遍身漐漐微汗者佳，不可令如水流漓，病必不除。若一服病瘥，停后服。若不汗，更服。又不汗，又服，剂尽病犹在，更作服。

麻黄汤　主太阳伤寒，头痛发热，身疼腰痛，骨节痛，恶寒无汗而喘。

麻黄三两，去节　桂枝二两，去皮　甘草一两，炙　杏仁七十个，去皮尖

水九升，先煮麻黄，减二升，去上沫，内②诸药，煮二升半，服八合。覆取微汗，不须歠粥。余如桂枝法。

大青龙汤　主伤寒见风，脉浮缓，身不疼，但重，乍有轻时，无少阴证者宜之。

麻黄六两，去节　桂枝二两，去皮　甘草二两，炙　杏仁四十个，去皮尖　生姜三两，切　大枣十二枚，擘　石膏鸡子大，打碎

水九升，先煮麻黄，减二升，去沫，内诸药，煮三升，服一升，取微汗。汗多者，温粉扑之。一服汗者，停后服。汗多亡阳遂虚，恶风，烦躁，不眠。

温粉方

白术　藁本　川芎　白芷

等分为细末，每药一两入米粉三两，周身扑之，令病人露足被外。

小青龙汤　主表邪不解，心下有水气。

---

① 歠（chuò 辍）：饮，喝。

② 内（nà 纳）：同"纳"。

麻黄去节　芍药　细辛　干姜　甘草炙　桂枝各三两　半夏半升　五味子半升

水一斗，先煮麻黄，减二升，去上沫，内诸药，煮三升，服一升。渴，去半夏，加栝蒌根三两；微利，去麻黄，加芫花，如鸡子大，炒令赤色；噎，去麻黄，加附子一枚，炮；小便不利，去麻黄，加茯苓四两；喘，去麻黄，加杏仁半升。

桂枝加葛根汤　主太阳病，项背强几几，反汗出恶风。

葛根四两　芍药二两　甘草二两　生姜三两　桂枝二两　大枣十二枚

水一斗，煮取三升，服一升。

葛根汤　主太阳病，项背强几几，无汗恶风。

葛根四两　麻黄三两　桂枝二两　芍药二两　甘草二两　生姜三两　大枣十二枚①

水一斗，先煮麻黄、葛根，减二升，去沫，内诸药，煮三升，服一升，覆取微汗。

桂枝麻黄各半汤　太阳病，八九日，如疟状，热多寒少，不呕清便，一日二三度发。脉微缓为欲愈；脉微恶寒，不可汗吐下；面反有热色，未欲解也，以不得汗，身必痒也。

桂枝一两十六铢　芍药　生姜　甘草　麻黄去节，各一两　大枣四枚　杏仁二十四枚

水五升，先煮麻黄一二沸，去沫，内诸药，煮一升八合，服六合。

桂枝二麻黄一汤　服桂枝汤，大汗，脉洪，与桂枝汤。若形如疟，日再发者，汗出必解。

桂枝一两十七铢　芍药一两六铢　麻黄十六铢　生姜一两六铢

---

①　大枣十二枚：原脱，据《伤寒论·辨太阳病脉证并治中第六》补。

甘草一两六铢　杏仁十二铢　大枣五枚

水五升，先煮麻黄一二沸，去上沫，内诸药，煮二升，服一升。

桂枝二越婢一汤　太阳病，发热恶寒，热多寒少，脉微弱者，无阳也，不可发汗。

桂枝一两十七铢　芍药一两六铢　甘草一两二铢，炙　生姜一两六株　大枣五枚　麻黄十六铢　石膏二十四铢

水五升，先煮麻黄一二沸，去沫，内诸药，煮二升，服一升。

桂枝去桂加茯苓白术汤　主汗下后仍头项强痛，发热无汗，心下满，微痛，小便不利。

芍药三两　甘草二两　生姜　白术　茯苓各三两　大枣十二枚
水八升，煮三升，服一升，小便利即愈。

桂枝加芍药生姜人参新加汤　主汗后，身体疼，脉沉迟。

桂枝三两　芍药四两　甘草二两　人参三两　大枣十二枚　生姜四两

水一斗二升，煮三升，服一升。

桂枝附子汤　伤寒八九日，风湿相搏，身痛烦，不能转侧，不呕不渴，脉浮虚而涩。

桂枝四两　附子三枚，炮　大枣十二枚　生姜三两　甘草二两
水六升，煮二升，分三服。

桂枝加附子汤　脉浮为风，大为虚，风则微热，虚则胫挛，宜与桂枝加附子汤。厥逆、咽干、烦躁，阳明内结，谵语烦乱，更饮甘草干姜汤。夜半阳气还，两足当热，胫尚微拘急，重与芍药甘草汤，乃胫伸，以承气汤微溏，则止其谵语。

照前方，人芍药三两。

甘草干姜汤

甘草四两　干姜二两

水三升，煮一升五合，分二服。

芍药甘草汤

芍药　甘草各四两

水三升，煮一升五合，分二服。

桂枝附子去桂加白术汤　主风湿相搏，身痛，不呕渴，脉虚涩，若其人大便硬，小便利者宜与此汤。

白术四两　甘草三两，炙　附子三枚，炮　生姜三两　大枣十二枚

水六升，煮二升，分三服。

甘草附子汤　风湿相搏，骨节痛不能屈伸，汗出短气，小便不利，恶风，或身微肿。

甘草　白术　桂枝各二两　附子二枚

水六升，煮三升，服一升，日三服。初服得微汗则解。能食，汗止复烦者，服五合。身肿，加防风。小便不利，加茯苓。

芍药甘草附子汤　发汗不解，反恶寒者，虚也，当与此汤。

芍药　甘草各二两　附子一枚，炮

水五升，煮一升五合，分三服。

桂枝去芍药汤　太阳下后，脉促胸满，若微寒，加附子，名桂枝去芍药加附子汤。

桂枝三两　甘草二两　生姜三两　大枣十二枚

水七升，煮二升，服一升。

桂枝去芍药加附子汤

照前方加附子一枚。

柴胡加桂枝汤　伤寒六七日，发热，微恶寒，肢节烦疼，微呕，心下支结，外证未去。

桂枝一两半　　黄芩一两半　　人参一两半　　甘草一两　　芍药一两
生姜一两　　大枣六枚　　柴胡四两　　半夏二合半

水七升，煮三升，服一升。

白虎汤　　吐下后，七八日不解，热结在里，表里俱热，脉浮滑，大渴而烦。

知母六两　　石膏一斤　　甘草二两，炙　　粳米六合

水二升，煮米熟汤成，服一升，日三服。

白虎加人参汤　　主太阳中暍。发热恶寒，脉微弱，手足逆冷而渴者，白虎加人参汤。又身无大热，口渴心烦，背微恶寒者，白虎加人参汤主之。

知母六两　　石膏一斤　　甘草二两　　粳米六合　　人参三两

水一斗，煮米熟汤成，服一升，日三服。

五苓散　　太阳汗后，胃干，烦躁不眠，欲饮水者，少少与之。脉浮，小便不利而渴，宜此方。

猪苓十八铢　　泽泻一两六铢半　　茯苓十八铢　　桂枝半两　　白术十八铢

上为末，以白饮①和服方寸匕，日三服。多饮暖水，汗出愈。

柴胡桂枝干姜汤　　伤寒五六日，已发汗，复下之，胸胁满微结，小便不利，渴而不呕，但头汗出，往来寒热，心烦者，此为未解也，柴胡桂枝干姜汤主之。

柴胡半斤　　桂枝三两　　黄芩三两　　干姜　　牡蛎　　甘草各二两
栝蒌根四两

水一斗二升，煮六升，去渣，再煎取三升，服一升，日三。初服微烦，复服汗出乃愈。

柴胡加龙骨牡蛎汤　　八九日，下之，胸满惊烦，小便不利，谵语，

---

① 白饮：白开水，一说米汤。

一身尽重。

柴胡四两　半夏汤洗，二合　大黄二两　人参　桂枝　茯苓
龙骨　黄芩　铅丹　牡蛎　生姜各一两半　大枣六枚

水八升，煮四升，内大黄，更煮一二沸，服一升。

桂枝去芍药加蜀漆龙骨牡蛎救逆汤　伤寒脉浮，医以火迫劫之，
亡阳必惊狂，起卧不安，此方主之。

桂枝　生姜　蜀漆（常山苗也）洗，去腥各三两　牡蛎熬，五两
龙骨四两　甘草炙，二两　大枣十二枚

上为末，水一斗二升，先煮蜀漆，减二升，内诸药，煮三
升，服一升。

葛根加半夏生姜汤　太阳与阳明合病，不下利，但呕者，此汤
主之。

葛根四两　麻黄三两，去节　甘草二两，炙　芍药二两　桂枝二
两，去皮　生姜二两　半夏半升　大枣十二枚擘

水一斗，先煮麻黄、葛根，减二升，去白沫，内诸药，煮
三升，服一升，覆取微汗。

葛根黄芩黄连汤　太阳病，桂枝证，反下之，利下，脉促，表未解
也，喘汗，宜此汤。

葛根半斤　甘草炙　黄芩各二两　黄连三两

水八升，先煮葛根，减二升，内诸药，煮二升，分二服。

黄芩汤　太阳与少阳合病，自下利者，与黄芩汤。若呕者，黄芩加半
夏生姜汤。

黄芩三两　芍药　甘草各二两　大枣十二枚

水一斗，煮取三升，服一升，日再，夜一服。

黄芩加半夏生姜汤

即前方加半夏半升　生姜三两

桂枝加厚朴杏仁汤　太阳病，下之微喘者，表未解也，宜与此汤。

桂枝　芍药　生姜各三两　厚朴炙，去皮　甘草炙，各二两
杏仁去皮尖，五十枚　大枣十二枚

水七升，煮三升，服一升。

干姜附子汤　下后复汗，昼则烦躁，夜则安静，不呕不渴，无表证，脉沉微，身无大热。

干姜一两　附子一枚，生用

水三升，煮一升，顿服。

麻黄杏仁甘草石膏汤　汗后下后不可更行桂枝汤。若汗出而喘①，无大热者，可与麻黄杏仁甘草石膏汤。

麻黄四两　杏仁五十枚，去皮尖　甘草二两，炙　石膏半斤

水七升，先煮麻黄，减二升，去上沫，内诸药，煮二升，服一升。

桂枝甘草汤　发汗过多，其人叉手自冒心，心下悸，欲得按者，此汤主之。

桂枝四两　甘草二两，炙

水三升，煮一升，顿服。

茯苓桂枝甘草大枣汤　发汗后，其人脐下悸者，欲作奔豚，此汤主之。

茯苓半斤　桂枝四两　甘草二两　大枣十五枚

甘澜水②一斗，先煮茯苓，减二升；内诸药，煮三升，服一升，日三服。

厚朴生姜半夏甘草人参汤　太阳发汗后，腹胀满，此汤主之。

厚朴去皮，炙　生姜各半斤　人参一两　半夏半升，洗　甘草

---

①　喘：原作"渴"，据《伤寒论·辨太阳病脉证并治中第六》改。

②　甘澜水：又称劳水，古医说法。即把水放在盆内，用瓢将水扬起来、倒下去，如此多次，看到水面上有无数水珠滚来滚去便是。

二两

水一斗，煮三升，服一升，日三服。

茯苓桂枝白术甘草汤　吐下后，心下逆满，气上冲胸，起则头眩，脉沉紧，发汗则动经，身为振振动摇，此汤主之。

茯苓四两　桂枝三两　白术　甘草炙，各二两

水六升，煮三升，服一升。

茯苓四逆汤　发汗，若下之，仍不解而烦燥者，此汤主之。

茯苓四两　人参一两　附子一两，生用　甘草二两，炙　干姜一两半。

水五升，煮三升，服七合，日三服。

茯苓甘草汤　汗出不渴，此汤主之。

茯苓二两　桂枝二两　甘草一两　生姜三两

水四升，煮三升，分三服。

栀子豉汤　汗吐下后，虚烦不得眠，若剧者，必心中懊憹，栀子豉汤主之；若少气者，栀子甘草豉汤；若呕者，栀子生姜豉汤。

栀子十四枚　香豉四合，绵裹

水四升，先煮栀子，得二升半，内豉，煮取升半，分二服，如一服得吐，止后服。

栀子甘草豉汤　证治见前方。

栀子十四枚　甘草二两，炙　香豉四合

水四升，先煮栀子①甘草，取二升四合，内豉，煮取升半，分二服，一服，得吐，止后服。

栀子生姜②豉汤　证治见前方。

栀子十四枚　生姜五两　香豉四合

---

①　栀子：原脱，据《伤寒论·辨太阳病脉证并治中第六》补。
②　生姜：原作"干姜"，据《伤寒论·辨太阳病脉证并治中第六》改。

伤寒论证辨

六六

水四升，先煮生姜、栀子，取二升半，内豉，煮升半，分二服。一服得吐，止后服。

栀子厚朴汤　主下后，心烦腹满，卧起不安。

栀子十四枚　厚朴四两　枳实四枚

水三升半，煮取升半，分二服，一服得吐，止后服。

栀子干姜汤　医以丸药大下之，身热不去，微烦。

栀子十四枚　干姜二两

水三升半，煮取升半，分二服，一服得吐，止后服。

真武汤　太阳发汗不解，仍发热，心悸，头眩，身𥆧动，筋惕，振振欲擗地。又少阴病，二三日至四五日，腹痛，小便不利，四肢沉重疼痛，下利，此为水气。其人或咳，或小便利，或下利干呕者。

茯苓　芍药　生姜各三两　白术二两　附子一枚，炮

水八升，煮三升，服七合，日三服。咳加五味子半升，细辛、干姜各二两；小便利者，去茯苓；下利去芍药，加干姜二两；呕者，去附子，加生姜，足前半斤。

四逆汤　发热头痛，脉反沉，若不瘥，身体痛，当救其里。下后下利清谷，身疼痛，急当救里。

甘草炙，二两　干姜一两半　附子一枚，炮

水三升，煮一升二合，分二服。

调胃承气汤　太阳病未解，脉阴阳俱停，必先振栗，汗出乃解。但阳脉微者，先汗出而解；但阴脉微者，下之乃解。若欲下之，宜调胃承气汤。

大黄四两，去皮，酒洗　甘草二两，炙　芒硝半斤

水三升，煮一升，去渣，内芒硝，微煮令沸，少少温服之。

小建中汤　伤寒二三日，悸而烦，小建中汤。又阳脉涩，阴脉弦，腹中急痛，与小建中汤。

桂枝三两　甘草二两，炙　大枣十二枚　芍药六两　生姜三两

胶糖一升

水七升，煮三升，去滓，内饴。微火消解，服一升，日三服。呕家不可用建中汤。以甜故也。

按：二三日邪气方盛，又未经汗下，不过悸而烦，不审何故，便行建中，疑有阙文，用须详审。

大柴胡汤 太阳过经，反二三下之，四五日，柴胡证仍在，先与小柴胡汤。呕不止，心下急，微烦者，与大柴胡汤。又曰：十余日热结在里，往来寒热，与大柴胡汤。

柴胡半斤 半夏半升，洗 黄芩 芍药各三两 生姜五两 大枣十二枚 枳实四个 大黄二两

水一斗二升，煮六升，服一升，日三服。

柴胡加芒硝汤 十三日不解，胸胁满而呕，日晡潮热。已而微利，此本柴胡证下之而不得利，今反利者，以丸药下之，非其治也。潮热者，实也。先宜小柴胡解外，后用此汤。

柴胡二两十六铢 黄芩 甘草 人参 生姜各一两 半夏二十铢 大枣四枚 芒硝二两

水四升，煮二升，去滓，内芒硝，煮微沸，分温再服。

桃核承气汤 太阳病不解，热结膀胱，其人如狂，血自下者愈。外不解者，尚未可攻，当先解外。外解已，但少腹急结者，乃可攻之，宜与此汤。

桃仁五十枚 大黄四两 甘草二两 桂枝二两 芒硝二两①

水七升，煮二升半，去滓，内芒硝，更煮微沸，分温服五合，日三服。

桂枝加桂汤 烧针令汗，针处被寒，核起而赤，必发奔豚，气从少腹上冲心，宜此汤。

桂枝三两，加桂二两 芍药三两 生姜三两 甘草二两，炙 大枣十二枚

---

① 二两：原脱，据《伤寒论·辨太阳病脉证并治中第六》补。

水七升，煮三升，服一升。

桂枝甘草龙骨牡蛎汤　火逆下之，因烧针烦躁，此汤主之。

桂枝一两　甘草二两，炙　牡蛎二两，熬　龙骨二两

上为末，水五升，煮二升半，服八合，日三服。

抵当汤　太阳病，身黄，脉沉结，小腹硬，小便不利为无血，小便自利，其人如狂，血证谛也。

水蛭二十个，熬　虻虫二十个，熬　大黄三两，酒洗　桃仁二十个

水五升，煮三升，服一升。未下，再服。

抵当圆　伤寒有热，少腹满，应小便不利，今反利，为有血也，当下之，不可余药，宜抵当圆。

水蛭二十个　虻虫二十五个　大黄三两　桃仁二十五个

上四味，分为四丸，水一升，煮一丸，取七合服。晬时①当下血，若不下，更服。

大陷胸圆　病发于阳而反下之，热入因作结胸。项强如柔痓状，下之则和，宜进此圆。

大黄半斤　葶苈子　芒硝　杏仁各半升，炒

上大黄、葶苈捣筛，内杏仁、芒硝，合研如脂，取如弹大一丸，入甘遂末一钱匕、白蜜二合、水二升，煮一升，顿服。一宿乃下，不下，更服。

大陷胸汤　结胸热实，脉沉而紧，心下痛，按之石硬。若但结胸，无大热，为水结胸也。

大黄六两　芒硝一升　甘遂一钱

水六升，先煮大黄，取二升，去滓，内芒硝，煮一二沸，内甘遂末，服一升。得快利，止后服。

小陷胸汤　小结胸，按之则痛，脉浮滑，此汤主之。

---

① 晬（zuì最）时：即一周时。指一天的某一时辰至次日的同一时辰。

半夏汤洗，半斤　黄连一两　栝蒌实一大枚

水六升，先煮瓜蒌，取三升，去滓，内诸药，煮二升，分三服。

文蛤散　病在阳，应以汗解，反以冷水噀①之灌之，热被劫不得去，弥更益烦，肉上粟起，意欲饮水，反不渴，服文蛤散。若不瘥，服五苓散。

文蛤五两

上为散，沸汤和方寸匕，服。

白散　寒实结胸，无热证者，可与白散。

桔梗　贝母各三分　巴豆一分

上为末，巴豆更于臼中杵之，白饮和服，强者半钱，羸者减之。病在膈上必吐，在膈下必利。不利，进热粥一杯。利过不止，进冷粥一杯。

按：此方为寒实结胸而设，惟病甚不得已而用之。若轻者，《活人书》但以枳实理中丸与之，应手取效。

半夏泻心汤　呕而发热，柴胡证具，而以他药下之，心下满而不痛，以此汤主之。

半夏半升，洗　黄芩　干姜　人参　甘草各三两　黄连一两
大枣十二枚

水一斗，煮六升，去滓，再煎三升，服一升，日三服。

生姜泻心汤　汗后，胃中不和，心下痞硬，干噫食臭，心下有水气，腹中雷鸣，下利。

生姜四两　半夏半升，洗　甘草　人参　黄芩各三两　黄连
干姜一两　大枣十二枚

水一斗，煮六升，去滓，再煎三升，服一升，日三服。

---

① 噀（xùn迅）：含在口中而喷出。

甘草泻心汤　伤寒中风，医反下之，日数十行，完谷不化，腹中雷鸣，心下痞硬而满，干呕心烦，复下之，其痞益甚，此非结热，但胃虚气逆，故硬也，此汤主之。

甘草四两，炙　黄芩　干姜各三两　半夏半升　黄连一两　大枣十二枚

水一斗，煮取六升，去滓，再煎三升，服一升，日三服。

附子泻心汤　心下痞而复恶寒汗出者，此汤主之。

大黄　黄连　黄芩各一两　附子一枚，炮

别煮附子取汁。麻沸汤①二升，热渍三黄一时久，绞去滓，内附子汁，共煎一二沸，分二服。

大黄黄连泻心汤　心下痞，按之濡，其脉关上浮者，此汤主之。濡即软字。

大黄二两　黄连一两

麻沸汤二升，渍之须臾，绞去滓，温分二服。

十枣汤　太阳中风，下利呕逆，表解者，乃可攻之。漐漐②汗出，发作有时，头痛，痞满，痛引胁下，干呕短气，汗出不恶寒者，此表解里未和也，此汤主之。

芫花熬　甘遂　大戟

上三味，等分，各别捣筛为散，水一升，先煮大枣十枚，取八合，去滓，内药末。强者服一钱匕，羸者服半钱。平旦服，得快利后，糜粥自养。

赤石脂禹余粮汤　下利，心下痞硬。服泻心汤已，复以它药下之，利不止，治以理中，利益甚。理中者，理中焦，此利在下焦，与赤石脂禹余粮汤。仍复下利，当利小便。

---

① 麻沸汤：滚沸的水。
② 漐漐（zhí 执）：谓小汗潮润貌。

赤石脂碎　禹余粮碎，各一斤

已上二味，水六升，煮二升，去滓，分三服。

旋覆①代赭汤　汗吐下后，心下痞硬，噫气不除，此汤主之。

旋覆花　甘草各三两　人参二两　代赭石一两　生姜五两　半夏洗，半升　大枣十二枚

水一斗，煮六升，去滓，再煮取三升，温服一升，日三服。

桂枝人参汤　太阳病，外证未除而数下之，遂协热而利不止，心下痞硬，表里不解。

桂枝四两　甘草四两　白术　人参　干姜各三两

水九升，先煮四味，取五升，内桂，更煮取三升，服一升，日再夜一。

瓜蒂散　病如桂枝证，头不痛，项不强，寸脉微浮，痞硬，气上冲咽喉，不得息，此胸有寒也。当以瓜蒂散吐之。

瓜蒂一分，熬黄　赤小豆一分

上二味，各别捣筛，为散已，合治之，取一钱匕，以香豉一合，用热汤七合，煮作稀糜，去滓，取汁和散，温顿服之。不吐者，少少加，得快吐乃止。亡血虚家，不可与之。

黄连汤　胸中有热，胃中有邪气，腹痛，欲呕吐，此汤主之。

黄连　甘草　干姜　桂枝各三两　人参二两　半夏半升，洗　大枣十二枚

水一斗，煮六升，服一升，日二夜二。

炙甘草汤　一名复脉汤。脉结代，心动悸，此汤主之。

甘草四两　生姜三两　人参二两　生地黄一斤　桂枝三两　麦门冬半升　阿胶二两　麻仁半升　大枣三十枚

---

① 旋覆：原作"旋复"，据《伤寒论·辨太阳病脉证并治下第七》改。

醇酒七升，水八升，先煮八味，取三升，去滓；内胶烊尽，服一升，日三。

阳明篇凡十方

大承气汤　<small>阳明病，潮热谵语，腹满而喘，手足漐然汗出者，大便已硬，此汤主之。</small>

大黄四两，酒洗　厚朴半斤，去皮，炙　枳实五大枚　芒硝二合

水一斗，先煮二物，取五升，去滓，内大黄，煮二升，去滓，内芒硝，微火一两沸，分再服。得下，余勿服。

小承气汤　<small>小热微结，此汤主之。</small>

大黄四两，酒洗　厚朴二两，去皮　枳实三枚

水四升，煮一升二合，分二服。初服当更衣，不尔者，尽饮之。若更衣勿再服。

猪苓汤　<small>脉不浮①，发热，渴欲饮水，小便不利者，此汤主之。</small>

按：浮字左，应有不字，僭圈补之。

猪苓去皮　茯苓　泽泻　滑石　阿胶各一两

水四升，先煮四味，取二升，去滓，内阿胶烊尽，服七合，日三服。

《活人书》云，脉浮者，五苓散；脉沉者，猪苓汤，则知此汤论中，脉字右脱一不字也。按：太阳篇中五苓散，乃猪苓、泽泻、茯苓三味加桂与白术也。阳明篇中猪苓汤，乃猪苓、泽泻、茯苓，三味而易阿胶、滑石也。桂与白术，味甘辛为阳主外；阿胶、滑石，味甘寒为阴主内。南阳之言，可谓不失仲景之旨，竟以沉字易之，不若不浮为妥。

---

① 脉不浮：《伤寒论·辨阳明病脉证并治第八》作"脉浮"。

蜜煎方　汗出，小便自利，此津液内竭，虽硬不可攻，待自欲大便，以此导之。

蜜七合，铜器中微火煎，凝如饴状，捻作挺，令头锐，大如指，长二寸许。内谷道中，以手紧闭，欲大便时乃去之。

猪胆汁方　治证同上。

大猪胆一枚，泻汁，和醋少许，灌谷道中，如一食顷，当大便出。

茵陈蒿汤　阳明病，发热，但头汗出，小便不利，渴饮水浆，腹微满，身发黄如橘子色。

茵陈蒿六两　栀子十四枚　大黄二两

水一斗，先煮茵陈蒿六升，内二味，煮取三升，分三服。小便当利，尿如皂角汁状，一宿腹减，黄从小便去也。

吴茱萸汤　食谷即吐者，属阳明也，此汤主之。

吴茱萸一升，洗　人参三两　生姜六两　大枣十二枚

水七升，煮二升，服七合，日三服。

麻仁丸　趺阳脉浮则胃气强，涩则小便数。浮涩相搏，大便则难，其脾为约，此丸主之。

麻仁二升　芍药半斤　枳实半斤　大黄一斤　厚朴一尺　杏仁一升

上为末，炼蜜丸如梧子大，饮服十丸，日三服，渐加，以知为度。

栀子柏皮汤　阳明①身热，发黄，此汤主之。

栀子十五枚　甘草一两，炙　黄柏二两

水四升，煮一升半，分再服。

麻黄连翘赤小豆汤　瘀热在里，身必发黄。

---

① 阳明：《伤寒论·辨少阳病脉证并治第九》作"伤寒"。

麻黄二两，去节　连翘二两（即连翘根）　生姜二两　杏仁四十枚　赤小豆一升　甘草一两　大枣十二枚　生梓白皮一升

以潦水①一斗，先煮麻黄再沸，去上沫，内诸药，煮取三升，分三服，半日服尽。

少阳篇凡一方

小柴胡汤　主往来寒热，胸胁苦满，嘿嘿不欲饮食，心烦喜呕，身有微热。凡有柴胡证者，但见一二证便是，不必悉具。

柴胡半斤　黄芩　人参　甘草各三两　生姜三两　半夏半升②　大枣十二枚

水一斗二升，煮取六升，去滓，再煎取三升，服一升，日三服。

胸中烦而不呕，去半夏、人参，加栝蒌实一枚；渴者，去半夏加人参一两半、栝蒌四两。腹痛，去黄芩，加芍药三两；胁下痞硬，去大枣加牡蛎四两；心下悸、小便不利，去黄芩，加茯苓四两；不渴，外有微热，去人参，加桂枝三两，温覆取微汗；咳者，去人参、大枣、生姜，加五味子半升、干姜二两。

太阴篇凡二方

桂枝加芍药汤　本太阳病，医反下之，因而腹满时痛者，属太阴也，此汤主之。

桂枝三两　芍药六两　甘草三两　大枣十二枚　生姜三两

水七升，煮取三升，分三服。

桂枝加大黄汤　本太阳病，医反下之，腹满而大实痛者，此汤主之。

桂枝一两　芍药一两半　甘草半两　大黄半两　大枣三枚　生

---

① 潦（liáo 辽）水：雨水。降注雨水谓之潦，又淫雨为潦。
② 半升：原脱，据《伤寒论·辨太阳病脉证并治中第六》补。

姜四片

水煎，温服。

少阴篇凡十四方

麻黄附子细辛汤　少阴病，始得之，反发热脉沉者，此汤主之。

麻黄去节　细辛各二两　附子一枚，炮

水一斗，先煮麻黄，减二升，去上沫，内诸药，煮取三升，服一升，日三服。

麻黄附子甘草汤　少阴病二三日，以此汤微发汗。以无里证，故微发汗也。

麻黄去节　甘草炙，各二两　附子一枚，炮

水七升，先煮麻黄两沸，去上沫，内诸药，煮取三升，服一升，日三服。

附子汤　少阴病，得之一二日，口中和，背恶寒者，当灸之，此汤主之。

附子二枚，炮　白术四两　茯苓　芍药各三两　人参二两

水八升，煮取三升，服一升，日三服。

甘草汤　主少阴病二三日，咽痛。

甘草二两

水三升，煮一升半，分二服。

桔梗汤　主治同前。

桔梗一两　甘草二两

水三升，煮一升半，分二服。

苦酒汤　主少阴病，咽中伤，生疮，不能语言，声不出者。

半夏十四枚，洗　鸡子一枚，去黄

内半夏于苦酒①中，以鸡子壳置刀环②中，安火上，令三沸，少少含咽，不瘥，更作。

半夏散及汤　主少阴病，咽中痛。

半夏洗　桂枝去皮　甘草炙

等分，各别捣筛已，合治之。白饮和服方寸匕，日三。若不服散者，以水一升，煎七沸，内散两方寸匕，更煮三沸，少少咽之。

猪肤汤　少阴病，下利，咽痛，胸满，心烦者，此汤主之。

猪肤一斤（即鲜猪皮也。吴绶以为燖③猪时，刮下黑肤，非革外厚皮之义矣）。

水一斗，煮取五升，去滓，内白蜜一升、白粉五合，熬香，和令相得，分六服。

按：猪，水畜也。其气先入肾，少阴客热，以猪肤解之。加白蜜以润燥除烦，白粉以益气断利。

黄连阿胶汤　主少阴病，二三日，心中烦，不得卧。

黄连四两　黄芩　芍药　阿胶三两　鸡子黄二枚

水六升，先煮三物，取二升，去滓内胶烊尽，小冷，内鸡子黄，搅令相得，服七合，日三服。

四逆散　主少阴病，四逆热厥，或咳，或悸，或小便不利，或腹痛，或泻利下重者。

甘草炙　枳实　柴胡　芍药

上四味，各十分，捣筛，白饮和服方寸匕，日三服。咳者，加五味子、干姜五分，并主下利；悸者，加桂枝五分；小便不

---

① 苦酒：米醋。
② 刀环：刀柄端之圆环。
③ 燖（xún 寻）：用开水烫后去毛。

利，加茯苓五分；腹痛，加附子一枚；泻利下重者，先以水五升，煮薤白三升，去滓，以散方寸匕，内汤中，煮一升半，分再服。

桃花汤　主少阴病，二三日至四五日，腹痛，小便不利，下利脓血。

赤石脂一斤（一半全用，一半为末）　干姜一两　粳米一升

上三味，以水七升，煮米令熟，去滓，内赤石脂末方寸匕，温服七合，日三服。若一服愈，余勿服。

白通汤　主少阴下利，脉微者。

葱白四茎　干姜一两　附子一枚，生用

水三升，煮取一升，去滓，分温再服。

白通加猪胆汁汤　少阴利不止，厥逆无脉，干呕烦燥，脉暴出者死，微续者生。

葱白四茎　干姜一两　附子一枚，生用　人尿五合　猪胆汁一合

水三升，煮取一升，去滓，内胆汁、人尿，和令相得，分温再服，如无胆汁亦可。

通脉四逆汤　主少阴病，下利清谷，里寒外热，手足厥冷，脉微欲绝，反不恶寒，面色赤，或腹痛，或干呕，或咽痛，或利止脉不出者。

按：此汤与四逆汤同，但倍用干姜耳。

甘草二两　附子一枚，生用　干姜四两

水三升，煮取一升二合，去滓，分温再服，脉出者愈。如面赤者，加葱九茎，以通阳气。腹痛者，去葱，加芍药二两，以和营气。呕者，加生姜二两，以散逆气。咽痛者，去芍药，加桔梗一两，以散肺气。利止脉不出者，去桔梗，加人参二两，以补肺气。脉沉与方相应者①乃可服。

_____

① 脉沉与方相应者：《伤寒论·辨少阴病脉证并治第十一》作"病皆与方相应者"。

厥阴篇凡六方

当归四逆汤　<small>主厥阴表证。身热头痛，手足厥冷，脉弦细欲绝。</small>

当归　桂枝　芍药　细辛各三两　甘草炙　通草各二两　大枣二十五枚

水八升，煮取三升，去滓，服一升，日三服。

当归四逆加吴茱萸生姜汤　<small>主内有久寒，厥冷，脉细欲绝者。</small>

当归　甘草　通草各二两　芍药　桂枝　细辛各三两　生姜半斤　大枣二十五枚　吴茱萸二升

水六升、清酒六升，和煮取五升，去滓，分五服。

乌梅丸　<small>主静而复烦，此为脏寒，蛔上入膈，故烦，须臾复止，得食而呕又烦者，蛔闻食臭出，其人当自吐蛔，此方主之。</small>

乌梅三百个　细辛六两　干姜十两　当归四两　黄连一斤　附子六两，炮　蜀椒四两，去汗　桂枝六两，去皮　人参六两　黄柏六两

上十味，异捣筛，合治之，以苦酒浸乌梅一宿，去核，蒸之五升米下，饭熟捣成泥，和药令相得。内臼中，与蜜杵二千下，圆如梧桐子大，先食饮服十丸，日三服，稍加至二十丸。禁生冷、滑物、炙食①等。

麻黄升麻汤　<small>伤寒六七日，大下后，寸脉沉而迟，手足厥逆，下部脉不止，喉咽不利，唾脓血，泄利不止者，为难治，麻黄升麻汤主之。</small>

麻黄二两半，去节　升麻一两一分　当归一两一分　知母　黄芩　葳蕤各十八铢　石膏　白术　干姜　芍药　天门冬　桂枝　茯苓　甘草各六铢

水一斗，先煮麻黄，去上沫，内诸药，煮取三升，去滓，分三服。相去如炊三斗米顷，令尽，汗出愈。

---

①　炙食：《伤寒论·辨厥阴病脉证并治第十二》作"臭食"。

干姜黄芩黄连人参汤　伤寒本自寒下，医复吐下之，寒格①更逆吐下，若食入口即吐，此汤主之。

干姜　黄芩　黄连　人参各三两

水六升，煮二升，去滓，分再服。

白头翁汤　热利下重者，下利欲饮水者，以有热故也，均以此汤主之。

白头翁二两　黄连二两　黄柏　秦皮各三两

水七升，煮取二升，去滓，服一升。

霍乱篇凡三方

四逆加人参汤　主恶寒脉微而复利，利止亡血②也，此汤主之。

人参　干姜　甘草各一两　附子一枚

水三升，煮取一升二合，去滓，分二服。

理中汤　主霍乱，寒多不用水者。

人参　甘草　白术　干姜各三两

水八升，煮三升，服一升，日三服。有动气者③，去术，加桂四两；吐多者，去术，加生姜三两；下多者，倍白术；悸者，加茯苓二两；渴欲得水者，加术一两半。腹痛，加人参一两半；寒者加生姜④一两半。腹满者，加附子一枚。

通脉四逆加猪胆汁汤　主吐已下断，汗出而厥，脉微欲绝，阴躁不解，拘急者。

甘草二两　附子一枚，生用　干姜四两　猪胆汁一合

---

① 寒格：指下寒与上热相格拒。

② 亡血：此处作亡津液解。

③ 有动气者：《伤寒论·辨霍乱病脉证并治第十三》作"若脐上筑者，肾气动也"。

④ 生姜：《伤寒论·辨霍乱病脉证并治第十三》作"干姜"。

水三升，煮一升二合，去滓，内猪胆汁，和令相得，分温再服，脉不出，加人参。

差①后诸病凡四方

烧裩散　主阴阳易病，身重，少气，少腹里急，引阴中拘挛，热上冲②，头重眼花，膝胫拘急者。

取妇人中裩近隐处，剪一方，烧灰，以水和服方寸匕，日三服，小便得利，阴头微肿则愈。妇人病，取男子裩当③烧灰。

枳实栀子豉汤　大病差后劳复，此汤主之。有宿食者，加大黄少许。

枳实三枚　栀子十四枚　豉一升

清浆水④七升，空煮取四升，内枳实、栀子二物，煮取二升，下豉，更煮五六沸，去滓，分再服，覆取微似汗。

按：大病之后，无有不虚，况因劳而复，则虚而且伤矣。此方苦寒峻伐，惟壮实，脉有力者宜之。若脉虚神倦者而误投之，能无犯虚虚之戒耶？

牡蛎泽泻散　主大病差后，腰膝以下有水气肿者。

牡蛎　泽泻　蜀漆洗，去腥　**栝蒌根　葶苈子　商陆根**熬
海藻洗，去咸，各等分

共捣筛为散，白饮和服方寸匕。小便利，止后服。

病差后，脾胃气虚，不能制水，故下焦发肿，惟壮实者宜此。若脾胃虚寒，慎勿轻试。

竹叶石膏汤　主伤寒解后，虚羸少气，气逆欲吐者，宜与此汤。

---

① 差：同"瘥"。痊愈。

② 热上冲：《伤寒论·辨阴阳易差后劳复病脉证并治第十四》作"热上冲胸"。

③ 当：《伤寒论·辨阴阳易差后劳复病脉证并治第十四》无此字。

④ 清浆水：用煮熟的稀小米粥发酵而成。

竹叶二把　石膏一斤　半夏半升，洗　人参三两　甘草二两　粳米半升　麦门冬一升

上六味，以水一斗，煮取六升，去滓，内粳米，煮米熟汤成，去米，服一升，日三服。

《金匮》诸方

栝蒌桂枝汤　太阳病，其证备，身体强几几然，脉反沉迟，此为痉，此汤主之。

栝蒌根三两　桂枝三两　甘草二两，炙　芍药三两　生姜三两　大枣十二枚

水七升，微火煮取三升，去滓，适寒温服。

葛根汤　太阳病，无汗而小便反少，气上冲胸，口噤不得语，欲作刚痉，此汤主之。

方见太阳篇

桂枝附子汤　伤寒①，风湿相搏，身体烦疼，不能转侧，不呕，不渴，脉浮虚而涩者，桂枝附子汤主之。如大便坚，小便自利者，白术附子汤②主之。

方见太阳篇

白术附子汤　治风虚，头重而眩，不知食味，中气虚寒，四肢逆冷，口噤痰盛。一名术附汤。

白术二两　附子一枚，炮，去皮　甘草一两　生姜一两半　大枣六枚

水三升，煮取一升半，去滓，分温三服，一服觉身痹，半日许再服，三服都尽，其人如冒状，勿怪。即术附并走皮中逐

---

① 伤寒：《金匮要略·痉湿暍病脉证治第二》作"伤寒八九日"。
② 白术附子汤：《金匮要略·痉湿暍病脉证治第二》作"去桂加白术汤"。

水气，未得除也。

汉防己汤 治风湿，脉浮，身重，汗出（又名防己黄芪汤）。

防己一两　黄芪一两　甘草五钱，炙　白术七钱半　生姜四片
大枣一枚

上吹咀①，每服药五钱，水一盏半，煎八分，去滓，温服，饮讫，仍坐被中，汗出如虫行，或被覆取微汗。

许学士云，风湿误汗，用防己黄芪汤救之。

黄芪建中汤 主汗多亡阳，尺脉虚弱者。

黄芪一两半　桂枝三两　芍药六两　甘草二两　大枣十二枚
生姜二两　胶糖一升

水七升，煮三升，去滓，内胶糖，微火消解，服一升，日三服，呕家不可用建中汤，以甜故也。

阳旦汤 治冬温发热，咽痛或自利而渴。又产后中风，续续数十日不解，头微疼，恶寒，时时有热，心下闷，干呕，汗出，虽久，阳旦汤证续在，可与阳旦汤。

桂枝三两　芍药三两　甘草二两，炙　生姜三两　黄芩三两
大枣十二枚

水七升，微火煮三升，服一升，日二三服，本方加干姜，名阴旦汤，治内挟寒食者。

奔豚汤 奔豚病，从少腹起，上冲咽喉，腹痛，往来寒热，发作欲死，复还止，皆从惊恐得之，奔豚汤主之②。

甘草二两　川芎　当归　芍药　黄芩各二两　生葛五两　生

---

① 吹咀：粉碎。

② 奔豚病…奔豚汤主之：《金匮要略·奔豚气病脉证治第八》作"奔豚病，从少腹起，上冲咽喉，发作欲死，复还止，皆从惊恐得之。奔豚气上冲胸，腹痛，往来寒热，奔豚汤主之"。

姜四两　半夏四两　甘李根白皮一升，焙

　　上九味，水二斗，煮取五升①，温服一升，日三夜一。

　　百合知母汤　主百合病，汗后者。

　　百合七枚　知母三两

　　先以水渍百合一宿，去水，更以水二升，煮一升，别煎知母取一升，合煎一升五合，分二服。

　　滑石代赭汤　主百合病下后者。

　　百合七枚　滑石三两　代赭石如弹丸大

　　先以水渍百合，煎取一升，别煮滑石、代赭石，取一升合煎，分二服。

　　百合鸡子汤　主百合病，吐后者。

　　百合七枚　鸡子黄一枚

　　先以水渍百合，煎取一升，去滓，内鸡子黄，搅匀，煎五合，顿服②。

　　百合地黄汤　主百合病，不经汗吐下者。

　　百合七枚　生地黄汁一升

　　先以水渍百合，煎取一升，去滓，内地黄汁，煎取一升五合，分二服。

　　瓜蒌牡蛎散　主百合病，变发渴者。

　　瓜蒌根　牡蛎熬

　　等分为末，饮服方寸匕，日三服，外煎百合汤洗之。

　　百合滑石散　主百合病，变发热者。

　　百合一两　滑石三两

---

① 升：原作"斗"，据《金匮要略·奔豚气病脉证治第八》改。
② 顿服：《金匮要略·百合狐惑阴阳毒病证治第三》作"温服"。

上为末，饮服方寸匕，日三服。

升麻鳖甲汤　阳毒之为病，面赤斑斑如锦纹，咽喉痛，吐脓血五日可治，七日不可治。

升麻二两　蜀椒一两，炒，去汗　雄黄五钱，碾　甘草二两　当归一两　鳖甲手指大一片，炙

上六味，以水四升，煮取一升，顿服之，老小再服。取汗。

升麻鳖甲去雄黄蜀椒汤　阴毒之为病，面目青，身痛如被杖，咽喉痛，五日可治，七日不可治。

升麻二两　甘草二两　当归一两　鳖甲手指大一片，炙

照前方煮服法

赤豆当归散　主三四日目赤如鸠眼，七八日眦黑，若能食者，脓已成也。

赤豆三升　当归二两

共为末，浆水服方寸匕，日三服。

雄黄熏法　主惑病，虫蚀肛者。

雄黄为末，筒瓦二枚合之，烧，向肛熏之。另以苦参煎汤洗之。

苦参汤①　方缺庞②补

苦参半斤　槐白皮　狼牙根各四两

小半夏汤　呕家本渴，渴者为欲解，今反不渴，心下有支饮故也，小半夏汤主之。

半夏一升　生姜半斤

---

① 苦参汤：《金匮要略·百合狐惑阴阳毒病证治第三》只"苦参"一味。

② 庞：指北宋医家庞安时。

水七升，煮一升半，分温再服①。

小半夏加茯苓汤　卒呕吐，心下痞，膈间有水，眩悸者，小半夏加茯苓汤主之。

即前方加茯苓三两。

大半夏汤　胃反呕吐不受食，食入即吐者，大半夏汤主之。

半夏二升，洗　人参三两　白蜜一升

水一斗二升，和蜜扬之二百四十遍，煮药取二升半，温服一升，余分再服。

橘皮汤　干呕哕逆，若手足厥者，橘皮汤主之。

橘皮四两　生姜半斤

水七升，煮取三升，温服一升，下咽即愈。

橘皮竹茹汤　即大橘皮汤，哕逆者，此汤主之。

橘皮二斤②　竹茹二升　大枣三十枚　生姜半斤　甘草五两
人参一两

水一斗，煮取三升，温服一升，日三服。

酸枣仁汤　虚劳、虚烦不得眠，酸枣仁汤主之。

酸枣仁二升　甘草一两　知母二两　茯苓二两　川芎一两

水八升，煮酸枣仁得六升，内诸药，煮取三升，分温三服。

竹叶汤　产后真中风，发热，面正赤，喘而头痛，竹叶汤主之。

竹叶一把　葛根三两　防风一两　桔梗一③两　桂枝一两　人
参一两　甘草一两　附子一枚，炮　大枣十五枚　生姜五两

水一斗，煮取二升半，分温三服，温覆使汗出。

---

① 服：此后原衍"去黄芩"三字，据《金匮要略·痰饮咳嗽病脉证并治第十二》删。

② 斤：《金匮要略·呕吐哕下利病脉证治第十七》作"升"。

③ 一：原脱，据《金匮要略·妇人产后病脉证治第二十一》补。

如颈项强，用大附子一枚，破之如豆大，入前药，扬去沫。呕者加半夏半升，洗。

名家诸方

大羌活汤　治两感伤寒，脏腑皆病。

羌活　独活　防风　防己　黄芩　黄连　苍术　白术　甘草　细辛各一钱　知母　川芎　生地黄各三钱

水二碗，煎一碗，热服，不解，再服三四碗，若有余证，并依仲景法随经治之。

九味羌活汤　一名羌活冲和汤。主天令温热之时，用此汤以发散风寒。

羌活　防风　苍术各一钱　白芷　川芎　生地黄　黄芩各一钱五分　细辛　甘草各七分

水二钟①，姜三片，枣一枚，煎一钟，热服，覆取微汗。

按：陶节庵用此方于春夏秋三时，发散伤寒，以代桂枝、麻黄汤，亦不可执方拘泥。倘天令尚寒，麻黄桂枝岂可竟废？如非盛夏，黄芩生地黄亦勿轻投。倘有呕逆，半夏陈皮岂能不用？如脉沉、足冷、肾虚房劳后感寒邪，便为夹阴，须用温经，此汤即在禁例，虽当盛夏，无血虚烦热，芩地亦不敢肆用也。

人参败毒散　即人参羌活汤。主温热病及时疫初起，头痛发热，恶寒身痛，咽喉肿痛，斑疹脚气，并宜治之，乃解利伤寒、伤风，太阳、少阳、阳明三阳经之圣药也。

人参中　羌活上　前胡中　独活中　柴胡上　枳壳中　桔梗中　川芎中　茯苓中　甘草下

水二钟，姜葱为引，煎一钟服，取汗。

---

①　钟：通"盅"，古代容器，没有把儿的杯子。

小续命汤　治中风外有六经形证，及风痹、脚气。

麻黄去节，炮　桂枝　甘草　杏仁去皮尖，炒　芍药酒洗　川芎　防风　人参　黄芩　防己各一钱半　熟附子七分

水二碗，生姜五片，枣二枚，煎一碗，分二次温服。此《古今录验》①续命汤去当归、石膏、干姜，而加黄芩、芍药、防己、防风、附子、姜枣也。

五积散　治夹阴伤寒，胃中停冷及外感寒邪。

白芷　川芎　甘草炙　茯苓　当归　肉桂　芍药　半夏姜制，各三两　陈皮　枳壳麸炒　麻黄去根节，各六两　干姜　厚朴姜制，各四两　桔梗去芦，十二两　苍术米泔水浸刮去皮，二十四两

上除肉桂、枳壳二味，别为粗末，将十三味炒令色转、摊冷，次入枳、桂令匀，捣为粗末，每服五钱，水一盏半、生姜三片、葱三段，煎一盏，热服。若阴经伤寒，手足厥冷，冷汗不止，脉细而疾，面青呕吐，急加附子同煎。倘不效，须用四逆、理中，此汤有疏削之品也。

芎苏饮　主春夏秋三时，感寒头痛，发热恶寒，脉浮无汗，发散之轻剂。

紫苏　干葛　柴胡　苍术　川芎　枳壳　陈皮各一钱　桔梗　半夏　茯苓　甘草各七分

水三钟，姜三片，煎一钟温服。如天气尚寒，加麻黄、桂枝，去茯苓、柴胡；呕吐加生姜汁；体痛加羌活；满闷加厚朴；夹暑加香薷。

藿香正气散　主感寒伤湿，头痛寒热，霍乱吐泻，山岚瘴气之为病者。

---

① 《古今录验》：即《古今录验方》，唐代医家甄立言撰。原书已佚，部分佚文散见于《外台秘要》《医心方》等书。

紫苏　藿香　大腹皮　白芷　茯苓　苍术各钱半　厚朴　陈皮　半夏各一钱　甘草五分

水二钟，姜三片，枣一枚，煎一钟，热服。

不换金正气散　主时行温疫，及山岚瘴气，霍乱吐泻，及出远方不服水土等证。

半夏　藿香　苍术　厚朴　陈皮各钱半　甘草七分

水二钟，姜三片，枣一枚，煎一钟热服。

神术汤　始内伤饮食，外感寒邪。

苍术三钱　羌活二钱　藁本　川芎　白芷各钱半　细辛　甘草各五分

水二钟，姜三片，葱白二茎，煎一钟，热服取微汗。

葳蕤汤　主风温病在少阴、厥阴者。

葳蕤三钱　石膏　葛根　杏仁　川芎　麻黄各钱半　羌活　白薇　青木香各八分

水二钟，姜三片，煎一钟，温服。

知母葛根汤　主风温发汗后犹发热。

葛根一钱半　知母　石膏　羌活　人参　防风　杏仁　川芎　葳蕤各一钱　甘草　升麻　南星　木香　麻仁　黄芩各七分

水二碗，姜三片，煎一碗，温服。

瓜蒌根汤　治风温灼热，大渴。

石膏　人参　葛根各二钱　瓜蒌根三钱　防风　知母各钱半　甘草一钱

上作一服，水二钟，煎一钟，通口服，滓再煎。

三因加味羌活汤①　主斑疹初出，身疼，头痛，憎寒壮热，胸中

---

① 汤：原作"散"，据原目录及本方用法改。

不利。

羌活一钱五分　独活　柴胡　前胡　枳壳　桔梗　茯苓　川芎各一钱　升麻一钱　芍药　甘草各六分　生姜三片

水二钟，煎一钟，温服。斑不透加紫草；脉虚加人参；胃弱加白术；斑盛、烦热、咽痛，加荆、防、牛蒡、连翘；口苦心烦加黄连；热燥烦渴加石膏、知母；痰热胸闷加瓜蒌仁；斑红稠密加玄参、犀角。

升麻葛根汤　主斑疹欲出未出，以此汤升发之，已出者未可用也。

升麻三钱　葛根　赤芍各二钱　甘草五分

水二钟，煎一钟服。如热甚斑不透，加紫草茸一钱五分；脉弱加人参一钱；胃虚不能食加白术；腹痛，倍加芍药和之。

葛根橘皮汤　治温热病，肌中斑斓，瘾疹如锦纹，咳嗽，心烦闷乱，呕吐清汁，宜服此汤。

葛根　橘皮　杏仁去皮尖，炒　知母　黄芩　麻黄去节，汤泡甘草各半两

上㕮咀，每服五钱，水盏半，煎一盏，温服。

调中汤　治中寒夹表，阴证发斑。

苍术一钱半　陈皮　砂仁　藿香　赤芍炒　甘草炙　桔梗半夏　白芷　羌活　枳壳各一钱　川芎七分　麻黄　桂枝各五分生姜三片

上作一服，水二钟，煎至一钟，去滓，温服。

升君汤　主斑出不透，因胃弱气虚者。

即升麻葛根汤合四君子汤也。

人参三白汤　治阴证发斑，虚阳外越，但出胸背，手足、头面稀少，淡红不赤，久则转黄，或误用苦寒凉药太过。

人参三钱　白术　白茯苓　芍药各二钱　生姜五片　大枣三枚

若脉沉足冷，病关少阴，加附子二三钱，干姜二钱，水煎温服，阳回斑敛。

白虎化斑汤　治斑出热甚，脉洪，素口渴，潮热谵语。

石膏上　知母中　粳米中　人参中　甘草下

水煎温服。

犀角玄参汤　主发斑，毒盛，心烦狂言而咽痛者。

犀角屑　玄参各二钱半　升麻　射干　黄芩　甘草

水煎温服。

大青四物汤　主解毒化癍。

大青二钱（如无以青黛代之）　阿胶　甘草各一钱　淡豆豉一百粒

水二钟，煎一钟，温服。

黄连解毒汤　主发斑热甚，心烦不得眠。

黄连三钱　黄芩　黄柏　栀子各二钱

水三钟，煎一钟，去渣，温服。

当归丸　主发斑，内实，大便不通者。

当归五两　甘草　黄连　大黄各半两

先以当归，水煮成膏，以三味为细末，和匀为丸，如梧子大，每服五十丸，白汤下，以利为度。

犀角消毒饮　治发班，瘾疹，咽喉肿痛，毒气壅甚者。

犀角上　荆芥上　薄荷上　牛蒡子中　防风中　桔梗下
甘草

水煎，温服。

玄参升麻汤　治证同前。

玄参上　升麻中　甘草下

水煎，温服。

犀角大青汤　治斑毒热甚，心烦疼者。

大青五钱　犀角屑二钱半　栀子十枚　香豉一撮

水煎，温服。

黑膏　治温毒发斑，如锦纹者。

生地黄四两　淡豆豉半升

上二味，以猪脂半斤合煎之，至浓汁，入雄黄末五分、麝香一分，搅匀，丸如弹子大，白汤化服一丸，未效，再服。

紫雪　主治斑疹。又主暑中三阳，大热烦躁，发渴，一切热证。

升麻六钱　黄金十两　凝水石　石膏各四两八钱　犀角　羚羊角各一两　玄参一两六钱　沉香　丁香　木香各半两　甘草八钱

上以水一斗，煮黄金至三升，去金，入诸药，再煮至一升，绞去滓，入提过三次，芒硝三两二钱，微火煮，以柳木篦子搅，勿停手，候欲凝入盆中，更下朱砂末、麝香各三钱，急搅令匀，候冷凝成雪也。每服一钱匕，细细咽之。

达原散　治温疫邪气，初犯募原者。

槟榔二钱　黄芩　芍药　厚朴　知母各一钱　草果仁　甘草各五分

上用水二钟，煎八分，温服。若见太阳证，加羌活一钱；见阳明证，加葛根一钱；见少阳证，加柴胡一钱。但证之轻重，药有多寡，临证增加，可也。

普济消毒饮　主温疫时行，大头、虾蟆、捻颈等证。

柴胡　黄芩　黄连　玄参各钱半　甘草　桔梗　连翘　牛蒡子　升麻　白芷　僵蚕　马勃　板蓝根各一钱（如无，以大青或青黛代之）

水二钟，姜三片，煎八分，服后就卧，使药气上行。

人中黄丸　治瘟疫里热诸毒证。

大黄三两，尿浸　人中黄（如无，坑垢代之）　苍术去皮，麻油炒
桔梗　滑石各二两　人参　黄连　黄芩生用酒洗，各一两　防风五钱
香附姜汁拌，勿炒，一两五钱

上为末，用神曲煮，糊丸绿豆大，每服二三钱，用清热解
毒汤送下。

清热解毒汤　治瘟疫大实热证。

黄连酒洗　黄芩酒洗　芍药酒洗　生地黄　人参各三钱　石膏
鸡子大，碎　羌活　知母各二钱　甘草钱半　升麻　葛根各一钱　生
姜一两

水一斗，煮取五升，每服一升，日三夜二服。

黑奴丸　治瘟疫六七日，不得汗，脉洪数，目赤身痛，热狂欲走①，
大渴引饮，或口噤不能言，昏沉欲绝，心口尚温②，拨开牙关，灌药急
救，兼治阳毒发斑证。

麻黄去节泡，三两　大黄二两　釜底煤研　黄芩　芒硝　灶突
墨研　梁上尘　小麦奴各一两（即小麦未熟时不成麦捻之成黑勃者）

上为末，炼蜜丸如弹子大，新汲水研下一丸。渴者，与冷
水任饮之，须臾当发寒，寒竟，汗出便瘥；如无汗，再服一丸，
须微利，亦效；此药须病人大渴倍常躁甚者，乃可与之，不渴
者慎不可与。

阳毒升麻汤　伤寒阳毒，腰背痛，烦闷不安，面赤狂言，或下利，脉
大而数，面赤斑斑如锦纹，咽喉痛，下利脓血，五日可治，七日不可治。

升麻　犀角镑③　射干　黄芩　人参　甘草各等分

水煎服，食顷再服，温覆，手足出汗，解。不解，重作。

---

① 热狂欲走：原作"热狂欲尚"，据文义改。
② 心口尚温：原作"心口走温"，据文义改。
③ 镑：削也，言切片。

大黄散　伤寒阳毒，邪不外解，热结于里，恍惚如狂。

大黄一两半　桂心七钱半　甘草　芒硝　大腹皮　木通各一两
桃仁二十一枚

上㕮咀，每服五钱，水煎服，以利为度。

返阴丹　伤寒阴毒，心神昏乱，烦躁头疼，四肢逆冷，阴寒喘逆。

硫黄五两，另研　硝石二两，另研　太阴玄精石①二两，别研
附子炮　干姜炮　桂心各半两

上用生铁铫②，先铺玄精石末一半，次铺硝石末一半，中
间放硫黄末，又着硝石末盖硫黄上，再以玄精石末盖硝石上，
用铁盏合盖，四围盐泥固济，用炭火三斤，烧令得所，勿令烟
出，细碾似面，再以后三味捣筛为末，与前药同碾令匀，软饭
为丸，如桐子大，每服十五丸至二十丸，煎艾汤送下，频服，
汗出为度，病重服三十丸。此方甚验，喘与吐逆入口便住，如
服此药三五服，不效，更于脐下一寸，大炷艾灸之。

附子回阳散　治伤寒阴毒，面青，四逆，脐腹疞痛③，身体如冰，
一切卒暴冷证。

附子二枚（炮裂，去皮脐）为末，每服二钱，取生姜自然汁半
盏，冷酒半盏，搅匀共一盏调服，更以冷清酒一盏送下，相次
更进一盏，良久，脐下如火，遍身和暖为度。

霹雳散　治伤寒阴胜格阳，其人身热面赤，烦躁，不能饮水，脉沉细
或伏绝。

---

① 太阴玄精石：药名。出自《本草衍义》。清热，明目，消痰。主治阳
盛阴虚、壮热烦渴等。

② 铫（diào 掉）：即铫子。煎药或烧水用的器具，形状像比较高的壶，
口大有盖，旁边有柄，用沙土或金属制成。

③ 疞（xiǔ 朽）痛：指绞痛。

附子一枚（去皮，炮焦）为末，作一服，蜜汤调下而愈。此逼散寒气，然后热气上行，汗出乃愈。

橘皮干姜汤　伤寒吐下之后，胃气虚寒，呃逆。

橘皮　干姜　桂心　通草　甘草各二两　人参一两

上剉如麻豆大，每服四钱，水一盏，煎六分，去滓，温服。

丁附理中汤　治胃寒呃逆，及服凉药过多伤胃呃逆者。

丁香中　附子上　干姜上　人参中　甘草下

甚者加吴茱萸。

水煎熟，去滓，加木香末、生姜汁，温服。

茱萸四逆汤　治呕吐涎沫，及吐利厥冷，阴燥脉沉者。

吴茱萸上　附子中　干姜中　甘草下

虚寒加人参、丁香、生姜，水、姜煎服。

附子理中汤　治脾胃虚寒，饮食难化，腹痛作泻。

人参　白术炒　干姜　甘草　附子炮，各等分

水煎，去滓，温服。

枳实理中丸　治误下，初未成结胸者，急频与理中丸，自然解了，更不作结胸。

枳实十六片，麸炒　茯苓　人参　白术　干姜　甘草炙，以上各二两

上为末，炼蜜为丸，如鸡子黄大，每服一丸，热汤化下，连进二三服，胸中豁然，或作汤亦可。

参附汤　治真阳不足，上气喘促，呃逆，神昏，重语，自利，厥冷，腹痛，自汗，盗汗，眩晕等证。

人参　熟附子各五钱

如气虚欲脱，宜倍用人参加干姜，大剂频温服。《良方》①
有丁香十五粒。

丁香柿蒂散　治阴寒呃逆，及胃中虚冷，呃逆不止。

丁香　柿蒂各钱半　茴香　干姜　良姜　陈皮各一钱

共为细末，用热姜汤调服，未止，宜再服。

乳香硫黄散　主阴寒呃逆，用此劫之。

乳香　硫黄　艾叶各等分

共为细末，以好酒一钟，煎数沸，乘热令病人以鼻嗅之。
外捣生姜炒热，熨胸前，甚效。

茵陈四逆汤　主阴证发黄，脉沉迟，厥冷，腰以下自汗。

附子炮　茵陈　干姜各二钱

水二钟②，煎一钟，去滓，温服。

茵陈理中汤　主太阴里寒，腹痛自利，及内伤寒，发黄，脉沉者。

茵陈三钱　白术二钱　干姜钱半　人参一钱　生姜三片　大枣
二枚

水二钟，煎八分，去滓温服。

茅根汤　治伤寒阳黄，遍身如金橘色者。

茅根洗净，剉　山栀仁　茵陈蒿　地骨皮　甘草炙，各半两

上㕮咀，每服五钱，用水一盏半，生姜三片，豆豉六七粒，
同煎至一盏，去滓，早晚食，远温服。

橘皮汤　治证同前。

橘皮一两　生姜二两

上水一升半，煎七合，去滓，分二服，稍热，呷之。

橘皮半夏生姜汤　治伏饮停痰，哕逆者。

---

① 《良方》：即《妇人大全良方》，宋代医家陈自明撰。
② 二钟：原作"一钟"，据《伤寒括要》卷下改。

橘皮　半夏　生姜　茯苓各等分

水煎熟，去滓，加姜汁，温服。

大橘皮汤　治似哕，似喘，似呕，心下愦愦无奈者。

橘皮上　人参中　生姜中　甘草下

水二升，煎一升，去滓，温服。

小橘皮汤　治呃逆，手足冷者，即前二味橘皮汤加半夏。

济生导痰汤　治痰涎壅盛，胸膈留饮，痞塞不通。

半夏汤泡七次，四两　天南星汤泡，去皮　枳实麸炒　赤茯苓
橘红各一两　甘草半两

上㕮咀，每服五钱，水一盏、姜十片，煎一盏，食后温服。

犀角地黄汤　主伤寒应汗失汗，内有瘀血，鼻衄，吐血，面黄，大便黑，此方消化瘀血。

芍药二钱　生地黄三钱　牡丹皮　犀角屑各一钱

水二钟，煎一钟，去渣，温服。

黄芩芍药汤　即仲景黄芩汤　治证同前。

黄芩三两　芍药　甘草各二两　大枣十二枚

水一斗，煮三升，服一升，日再，夜一服。

李根汤　治动气在上，误汗则气上冲心。

半夏　当归　芍药　生姜　茯苓　桂枝　黄芩　甘草　甘
李根白皮焙，各等分

上㕮咀，每服五钱，水煎，去滓，温服。

橘皮汤　动气在下，误汗则心中大烦，反吐谷不能食。

即大橘皮汤，方见前。

三黄石膏汤　治汗下后不解，热郁三焦，大便滑，小便涩。

黄连　黄芩　黄柏三味俱酒洗，各一钱　山栀二十枚，碎　石膏
五钱，碎　麻黄一钱　香豉一合　生姜三片　葱白三茎

上用澄清地浆水①煎服，半日许不得汗解，再服。如脉数，便秘，上气喘急，舌卷囊缩者，去麻黄、香豉，加大黄、芒硝。陶②方加细茶一撮。

导赤泻心汤　治热传手少阴经，神昏错语。

黄连酒洗　黄芩酒洗　山栀碎，姜汁拌炒焦　当归身各二钱　甘草　知母　川芎各一钱　干姜五分　生姜三片

水二钟，煎一钟，去滓，温服。

栀子乌梅汤　治证同前。

栀子　黄芩　甘草　人参　麦门冬各一钱　柴胡二钱　乌梅二枚　生姜三片　竹叶十四片

水二钟，煎一钟，去滓，温服。

温胆汤　治伤寒瘥后，痰多不眠。

半夏汤泡　茯苓去皮　陈皮去白　枳实炒，各二钱　竹茹一钱　甘草半钱　生姜三大片

水二钟，煎一钟，不拘时温服。

参胡三白汤　主过经不解，人弱，脉虚。

人参二钱　柴胡一钱　白茯苓　白术　白芍药各一钱五分

水二大钟，姜三大片，枣肉二枚，煎一钟，温服。

牛蒡根散　伤寒大汗出，因而露风，风邪乘虚袭于经络，致手足挛搐，不能屈伸，宜此散。

牛蒡根十段　麻黄去根节　川牛膝　天南星各六钱

上细剉于石器内，入好酒一升，同捣碎，另用炭火半秤，烧一黄土地坑，令通赤，去火扫净，投药于坑内，再令炭火烧，

---

① 地浆水：掘地三尺左右，在黄土层里注入新汲的水，搅混，等澄清后取出的水称地浆水。

② 陶：指明代医家陶华。

令黑色，取出碾为细末，每服二钱，以好酒温热调下，日三服，外以百草膏药贴之良。

朱砂安神丸 治病后心神不安，夜卧不宁，或乱梦不得眠。

朱砂另碾，水飞二钱，少留为衣　黄连炒，钱半　甘草炙，半钱
生地黄酒洗，焙干，钱半　当归身酒洗，二钱

上为细末，汤浸，蒸饼为丸，如绿豆大，朱砂为衣，阴干，每服三十丸，以口津咽下，或灯心汤下。

香砂枳术丸 治病后脾虚，饮食失节，胸中胀闷。

白术三钱　枳实钱半　砂仁一钱　木香五分　生姜三片
水煎一钟，温服。

补脾汤 治伤寒差后脾胃虚，伤冷物，胸膈不快，及寻常胃气不和。

人参　白术　甘草　橘皮　青皮　干姜各等分
上为末，每服三钱，水一盏，煎数沸，连滓热服。

补中益气汤 治伤寒差后劳复，发热，气高而喘，身热而烦，四肢急惰。

人参二钱　黄芪　当归各一钱二分　白术一钱　柴胡　茯苓
陈皮　白芍药各一钱　升麻　甘草各五分

上作一服，用水二钟，煎八分，去滓，温服。若下元气虚梦遗，或虚劳烦热、盗汗者，加生地黄、知母、麦冬、五味子，去升、柴；若不寐加远志、枣仁；脉弱人虚加人参；自汗、盗汗倍黄芪；食少胃弱倍白术；外热甚加柴胡。

当归白术散 治妇人病未平复，因有所触，少腹里急，痛引腰胯，四肢不举而发热者。

白术　当归　桂枝　附子生用　甘草　芍药　黄芪　人参各
二钱半　生姜半两

上㕮咀，水煎，分二服，食顷再服，温覆取微汗，差。

千金赤衣散　治女劳复并阴易。

室女①月经布，近隐处者，烧灰，用白汤下，每服一钱，日三夜一。

鰕鼠粪②汤　疗伤寒病后，男子阴易。

韭白根一把　鰕鼠粪十四粒，两头尖者便是

上二味，以水五升，煮取升半，去滓，再三沸，温服得效，如未汗，再服。亦理诸劳复。

青竹皮③汤　主阴阳易病，热气上冲，胸中烦闷，手足拘急，搐搦如中风。

瓜蒌根五钱　青竹皮一两

水二升，煮取一升，调烧裈散服。

逍遥汤　治阴阳易。

人参二钱　知母　生地黄　柴胡各一钱五分　滑石六钱　犀角生甘草各一钱　黄连　竹茹各五分　韭根一把　生姜　大枣三枚

上水煎，去滓，临服入烧裈散末一钱五分，调服。有黏汗出为效，不汗再服，小便利，阴头肿，便愈。

按：阴阳易虽少阴受病，乃暴受邪热所致，故宜苦寒之剂以泻之，非肾气素虚应用温剂之谓。

妙香丸　治阴阳易治之不瘥，大便不通，心神昏乱，惊惕不安而危者。

辰砂另碾水飞，三钱　冰脑④　腻粉⑤　麝香　牛黄各七钱半

金箔五片　巴豆霜二钱半

----

① 室女：指未婚女子。
② 鰕鼠粪：即牡鼠粪。出自《类证活人书》。导浊行滞，清热通瘀。主治伤寒劳复发热，疝瘕，腹痛等。
③ 皮：原作"茹"，据原目录及本方组成改。
④ 冰脑：原作"水脑"，据《伤寒证治准绳》改。即冰片。
⑤ 腻粉：即轻粉。

上为细末，入黄蜡三钱、蜜一大匙同炼匀，和药为丸，每药一两作三十丸，米饮下五丸，弱者三丸，壮者或七丸亦可，取大便通即止。

王海藏云：易病热者烧裈散、竹皮汤；寒者鼹鼠粪汤、当归白术汤；至于校正方妙香丸条下乃治杂病阴阳易，中有牛黄、脑、麝之类，是亦治其热证乎？录方以备参考，不可轻试。

连翘败毒散 治伤寒失汗，发颐或耳前后肿硬，宜速消之，缓则成脓矣。

连翘 栀子 羌活 玄参 薄荷 防风 柴胡 桔梗 升麻 川芎 当归 赤芍 黄芩 牛蒡子

水煎，热服。渴加天花粉；面肿加白芷；项肿加威灵仙；便秘加大黄、穿山甲；虚加人参。

消毒敷药

黄连 黄芩 黄柏 大黄 栀子 雄黄 白及 白敛 芙蓉叶 大蓟根 赤小豆 南星 当归尾 朴硝 五倍子 半夏

上为细末，用醋酒调匀敷之，留头出毒。

托里消毒饮 主发颐有脓不消，已溃、未溃俱可服。

黄芪 白芷 连翘 羌活 川芎 当归尾 赤芍药 防风 桔梗 柴胡 皂角刺 金银花 甘草节

上用水二钟，煎一钟，食后温服。

消暑十全汤 治夹暑感冒，恶寒发热，头痛。

苏叶一钱 香薷钱半 藿香 白术 扁豆炒 厚朴姜制 陈皮 木瓜 茯苓各一钱 甘草五分

水煎，热服，取微汗。

黄连香薷饮 治伤暑，大热烦渴，吐泻，脉数。

香薷二钱 厚朴一钱，姜制 黄连五分

上，水煎，冷服

局方香薷饮　治伤暑，烦热，烦渴，吐泻。

香薷二钱　扁豆炒　厚朴各一钱　甘草五分

上，水煎，冷服。

十味香薷饮　治气虚中暑，体倦神昏，头重吐泻。

香薷二钱　人参　黄芪炙　白术　茯苓　甘草　扁豆　陈皮
木瓜　厚朴姜制，各一钱

上水煎，欲令作汗，乘热服；欲利小便，冷服。伏暑烦渴
去人参、黄芪加黄连、藿香、泽泻。

本方去黄芪、白术、陈皮，加杏仁、半夏、藿香、砂仁、
姜、枣名六和汤。

清暑益气汤　治长夏湿热炎蒸，气虚中暑，令人烦热喘满，怠惰嗜
卧，作渴便赤。

黄芪　人参　白术　苍术各一钱　神曲　陈皮　当归　麦冬
各八分　升麻五分　甘草　黄柏　葛根　泽泻　青皮各三分　五味
子九颗

上，水二钟，煎一钟，徐徐温服。

本方去青皮、葛根，加黄连、茯苓、柴胡，名清燥汤。

消暑丸　治伤暑发热，头疼饮冷，腹痛呕吐，泻利烦渴。

生半夏一斤（米醋二斤浸透晒干）　茯苓一斤　甘草半斤，生用

上为细末，用生姜自然汁（无杂生水），叠为丸，如绿豆
大，每服二钱，不拘时，沸汤下。

益元散　即天水散，俗名六一散。治暑热伤里，热渴，小便不利。

滑石水飞，六两　粉甘草末一两

上为细末，清水调服三钱。发汗用葱豉汤下；安神加辰砂
三钱；止泻加干姜一两，名温六丸；赤痢加红曲一两，名清六

丸；消斑加青黛一两。

苍术石膏汤　即苍白虎汤，治中暍，湿温证。

苍术五钱　石膏三钱　知母二钱半　甘草一钱

上咬咀，水二盏，煎八分，温服。

大顺散　治暑热求凉，恣食生冷，霍乱，腹痛，吐泻。

甘草二两　干姜二两　官桂两半　杏仁两半

上，先将甘草入锅炒变色，再下干姜同炒，俟姜色微焦，再下杏仁，同略炒，取起入桂同为细末，每三钱，沸汤下，或以熟水叠为丸吞服亦可。

浆水散　治暑中三阴，泄泻呕吐，阴躁身冷，汗出脉沉。

附子炮　干姜　甘草炙　肉桂各五钱　良姜　半夏各二钱半

上，用浆水三钟，煎一钟半，去滓，分二次冷服（浆水即酸齑①米泔也）。

冷香饮子　治中暑夹阴，腹痛泻利。

附子生用　草果　橘红　甘草各二钱　生姜五片

水二钟，煎一钟，去滓，冷服。

来复丹　治上盛下虚，里寒外热，阴盛格阳，呕逆不纳药，阴躁厥冷，及伏暑泻利如水。

硫磺（用浮萍汤煮半日去毒取用）一两　焰硝一两（同硫磺共为末磁②器内慢火炒化，以柳木槌搅之，不可猛火以伤药性，俟冷凝，研细末）太阴玄精石研末，水飞一两（如无真者以青盐代之）五灵脂水淘去沙石，澄定晒干用二两　陈皮去白　青皮去瓤，各二两

上为末，醋煮蒸饼为丸，如桐子大，每服三十丸，空心③

---

①　齑（jī齑）：同"齑"，捣碎的姜、蒜、韭菜等。
②　磁：同"瓷"。
③　空心：空腹。

米饮下。

　　黑锡丹　治阳虚阴逆，呕吐痰喘，真头痛，真心痛，一切阴盛格阳诸急证。

　　沉香　葫芦巴酒浸，炒　阳起石煅，碾，水飞　附子炮，各一两
肉桂五钱　补骨脂　大茴香　肉豆蔻煨　金铃子酒蒸，去皮　木香
各一两　硫磺二两，碎　黑锡二两

　　上，将黑锡入铁铫熔化，将硫磺末续续下，同炒，结成黑砂，倾净地上出火毒，碾令极细，余药并为细末和匀，同碾至黑光为度，须尽一日之功，酒曲煮糊为丸，如桐子大，阴干，再用麻布包搓光亮，铅罐收藏，每服四五十丸，空心，淡盐汤、姜汤、枣汤任用吞服，女人艾枣汤下，急证用百丸。

　　辟温疫丸①　治一切时行证，预服，不相传染。

　　雄黄一两研　赤小豆炒　丹参　鬼箭羽②各二两（即本草之
卫矛）

　　上为细末，炼蜜为丸，大如梧桐子，每日空心以温水吞五丸，虽与病人同床亦不传染。

辟温疫法③

雄黄碾细末，水飞，男左女右，每日涂入鼻中。

或透明雄黄约重五钱，绢包系头项心。

或贯仲浸水缸，日饮其水。

或以赤小豆同糯米浸水缸中，日用，须三日一换。

陶氏七法

发狂难制，醋淬炭火，气熏入鼻中即定，方可查其阴阳，

---

①　辟温疫丸：原作"辟温疫方"，据原目录及本方用法改。
②　鬼箭羽：即卫矛。
③　辟温疫法：原作"治温疫不传染诸方"，据原目录及此下正文改。

以脉有力无力辨。

腹痛有阴有阳，将凉水半杯与病人饮之，痛减者属热，痛增者属寒，更参脉紧为寒，数为热，有力无力方准。

阴寒证脉伏，或吐泻后无脉，以姜汁、好酒各半盏，与病人服，脉出者生，不出者死，更覆手而无脉则绝矣。

鼻衄不止，山栀炒黑为末，吹入鼻中，外用湿纸搭于鼻冲，其血自止。

吐血不止，韭菜汁磨墨呷之，如无韭汁，鸡子清亦可。赤属火，黑属水，有相制之理。

阴证昏沉厥冷，药不得入，将葱一握，束紧，切去根叶，留白三寸如饼，用麝半分填脐内，外加葱饼，以熨斗贮火熨葱上，烂又换，三饼可苏。先进姜汤，后进参附汤，如不回，再灸关元穴三十壮，如不苏者绝矣。

服药即吐者，生姜汁半盏热服，吐即止。凡凉药宜热饮，热药宜凉饮，平剂温饮。

艾灸法 主阴证面如刀刮，四逆，爪甲青黑，身体如水。

气海穴 在脐下一寸五分 丹田穴在脐下二寸 关元穴在脐下三寸

以本人中指中节为一寸，以此为准。

上，以艾炷灸五十壮，甚者灸百壮，以手足渐温，人事稍省，为可治也。

结胸灸法

黄连二寸，为末 巴豆七粒，研碎

上二味和匀，捏作饼子，纳脐中，以艾炷如龙眼核大，灸之。轻者一壮，重者不过二三壮，热气透入，腹中作声，泻下恶秽，立愈。

蒸脐法 主阴证吐利，厥逆昏沉，心下胀硬如冰，汤药不受，唇面、指甲皆青黑，脉沉欲绝。

麝香　半夏　皂荚等分

上为细末。填入脐中，更用生姜切片，如三文钱厚，铺于脐上，以大艾炷于姜片上灸二七壮，热气达于内，逼寒外出，候手足温暖即止，然后投姜附等药。

水薄法 主阳证大热大渴，狂烦昏乱。

叠青布数层，新汲水渍之，稍捩去水，搭于患人胸上。须臾布温，又以别渍冷布易之，频换新水。热稍减即止，仍以凉剂清之。

姜渣熨法 主一切停滞、结胸等证。

一切寒结、水结、食结、痞结、血结、痰结、支结，俱用生姜三斤，捣烂如泥，略捩去汁，取渣炒热，绢帛松包，揉按心腹，豁然自愈。如冷，别以热者易之，以愈为度。惟热结者，用冷姜渣揉按，切忌炒热。

灸期门法 主阴寒呃逆。

期门穴，妇人屈乳头，向下尽处，骨间动脉是穴。男子乳小，以手一指为则，陷中动脉是穴。男左女右，灸三五壮。

搐鼻法 主湿家发热、头痛等证。

取苦瓜蒂为末，口中噙水，搐一字①入鼻孔，出黄水即愈。更以姜渣、茵陈擦之，黄色即减。

吐痰法

先用皂荚、麝香、细辛、生矾为细末，调姜汁灌探吐。如

① 字：古剂量单位。

不吐再以鹅翎蘸桐油、皂荚末入喉中探吐，痰去乃愈。如咯吐不出，身热喘急，满闷，喉中漉漉有声，此名肺家独喘，为不可治。

劫呕吐法

药中加自然姜汁及炒焦粳米少许，随用细竹管重纳内关，其呕即止。惟胃实者，忌粳米。

蒸汗法　主服药不得汗，或天寒汗不得出，从权行此法。

以薪火烧地，良久，令极热，扫去灰，以沸汤洒之，取蚕砂、柏叶、桃叶、糠麸，铺于烧热地上，可侧手厚，铺席于上，令病人卧之。更温覆之，移时汗出，俟周身及脚心热，乃用温粉扑之。

按：此法须隆冬不得已而用，若热病时疫勿轻试之，昔范云不得与武帝九锡之命，徐文伯不得已而用之，告以三年后不起，后果然。

刺灸穴法

经云：服桂枝汤不解，刺风池、风府。风池二穴，足少阳、阳维之会，在项发际陷中。风府一穴，督脉、阳维之会，在项后入发际一寸，大筋宛中，禁不可灸。

经云：热入血室，刺期门。足太阴、厥阴、阴维之会，肝之募也，在第二肋之端上，直两乳，举臂取之。

经云：太阳病头痛、发热，若欲作再经者，针足阳明冲阳穴也。足阳明之过为原，在足跗上五寸，骨间动脉。

经云：少阴病，下利，脉微涩，呕而汗出，数更衣反少者，灸百会穴。督脉、阳维之会，在前顶后一寸五分，项中央旋毛中，陷可容指。

经云：少阴病，蜷卧，四逆，脉微欲绝，面甲青黑，灸关元、气海。关元，足三阴、任脉之会，小肠募也，在脐下三寸。气海，任脉气之所发，在脐下一寸五分。

经云：厥阴病六七日，脉微，手足厥冷，烦躁，灸厥阴、曲骨穴也。任脉、足厥阴之会，在横骨上中极下一寸，毛际陷中，动脉应手。

汉制升合与今不同

按：汉制升斗分两与今不同。一升者，今之一盏也。一斗者，十盏也。六铢为一分，二十四铢为一两。一两者，今之三钱三分也。一分者今之八分也。一铢者今之一分三厘也。而每剂药必分三服，其一两则每服只一钱一分耳。方寸匕者，方一寸大之匙也。一钱匕者，如钱大之匙也。一字者，用钱取一字许也。圆者，大丸如弹，煮化连滓服也。丸者，小丸如豆，用吞以达下也。

校注后记

自张仲景《伤寒论》问世，开辨证论治之先河，使六经得以辨，医道得以彰显。历代医家莫不影从，尤以明清为最。郑重光编纂的《伤寒论证辨》，为清代早期的一部伤寒著作。本书成书以来，虽受到一定关注，但研究相对不足。

本书的版本，据《中国中医古籍总目》记载有三：即清康熙五十一年（1712）许华生刻本、1998 年江苏广陵古籍刻印社据清康熙许华生刻本影印本和《郑素圃医书五种》本。其中，1998 年江苏广陵古籍刻印社本与清康熙许华生刻本为同一版本；《郑素圃医书五种》本为清康熙五十五年（1716）秩斯堂藏版，然经调研考证，其中的《伤寒论证辨》版本与清康熙五十一年许华生刻本亦完全相同。所以，本书实际只有一个版本，即清康熙五十一年许华生刻本。

本书的特点，主要体现在以下几个方面：

1. 旁征博引，集思广益。《伤寒论证辨》立论必求言之有理，论之有据，每有所论，必引前人著述，时间跨度极大，上迄秦汉，下至明清，既有《内经》等经典著作，也有同时代名医如喻昌《医门法律》等论著。去粗存精，辨伪析谬，论述内容极广，并不限于伤寒一门，热病瘟疫、内伤杂病等亦有涉猎，也从一个侧面反映出郑氏学识广博，不拘一法的治学思想。

2. 古为今用，尊古而不泥古。郑氏认为，读古人之书须达古人之意，从古至今，沧海桑田，人事殊异，不洞究今时之病，则难为今人之医。他虽崇尚仲景经方但亦不弃时方。《伤寒论证辨》一书不仅尽录《伤寒论》方百十三首，《金匮要略》方三十六首，还摘录了后世医家的时方、验方。他不局限于《伤寒论》中"两感伤寒者，死不治"的论断，而以自身的医疗经验结合后世医家的著述进行概括和总结，并指出《伤寒类证活人书》之不足。

3. 类证辨析，不淆疑似。本书将有相似特征的病证集中在一起进行对比辨析，使人能够更准确地把握类证之间的鉴别要点。以阴阳、表里、寒热、虚实为纲进行辨证，能够使人面临错综复杂的病情而心中不惑。全书汇证标目，论证详备，辨证明晰，为本书的主要特点。

4. 脉证合参，圆机活法。脉证合参的诊疗思路，由来已久。《素问·脉要精微论》曰："切脉动静而视精明，察五色，观五脏，有余不足，六腑强弱，形之盛衰，以此参伍，决死生之分。"《灵枢·邪气脏腑病形》又说："能参合而行之者，可以为上工。"在缺乏辅助检查设备的古代，脉证是中医临床辨证的主要依据。此处之"脉"指脉象，"证"即症状和体征。脉象本来也是构成整体症状和体征的一部分，在中医诊断中有比较特殊的意义。故而仲景诊治疾病十分重视"脉"与"证"的结合。郑氏临证虽然重视脉诊的作用，但并不以脉诊为诊断疾病的唯一依据，特作"辨从证不从脉""辨从脉不从证"两篇，来说明从证和从脉之间的辨证关系，认为盲目地说从"证"还是从"脉"都有失偏颇，只有根据病人的症状、体征、诊疗经过等情况综合判断，才能最终决定从"脉"或从"证"。

5. 顾护正气，伤寒亦可议温补。郑氏对当时医界广为流传的"伤寒无补法"之说，不以为然，认为治伤寒也应顾护正气，若正气本虚，而用寒凉之物攻伐，恐邪未去而人先损矣。他从仲景《伤寒论》中寻求依据，指出《伤寒论》在理中汤、附子汤、吴茱萸汤、大半夏汤以及泻心诸汤中亦用人参以治伤寒，可见仲景之处方，宣中有补，据证而立，未尝有戒用人参之说，从而使"伤寒无补法"之说不攻自破。

总之，《伤寒论证辨》虽不及《伤寒论条辨》开"错简重订"之先河，但也有其创新之处。全书以"证"为基本单元进行辨析论述，亦属另辟蹊径，尤切实用，对后世医者颇有启迪。

总书目

I

本　草

方　书

医便

卫生编

袖珍方

仁术便览

古方汇精

圣济总录

众妙仙方

李氏医鉴

医方丛话

医方约说

医方便览

乾坤生意

悬袖便方

救急易方

程氏释方

集古良方

摄生总论

摄生秘剖

辨症良方

活人心法（朱权）

卫生家宝方

见心斋药录

寿世简便集

医方大成论

医方考绳愆

鸡峰普济方

饲鹤亭集方

临症经验方

思济堂方书

济世碎金方

揣摩有得集

亟斋急应奇方

乾坤生意秘韫

简易普济良方

内外验方秘传

名方类证医书大全

新编南北经验医方大成

临证综合

医级

医悟

丹台玉案

玉机辨症

古今医诗

本草权度

弄丸心法

医林绳墨

医学碎金

医学粹精

医宗备要

医宗宝镜

医宗撮精

医经小学

医垒元戎

证治要义

松厓医径

扁鹊心书

素仙简要

IV